A CRIANÇA SURDA

LINGUAGEM E COGNIÇÃO NUMA PERSPECTIVA SOCIOINTERACIONISTA

Dados Internacionais de Catalogação na Publicação (CIP)
(Câmara Brasileira do Livro, SP, Brasil)

Goldfeld, Marcia
  A criança surda : linguagem e cognição numa perspectiva sociointeracionista / Marcia Goldfeld. — 7ª ed. — São Paulo : Plexus Editora,
2002.

  Bibliografia.
  ISBN 978-85-85689-33-9

  1. Crianças surdas - Educação 2. Crianças surdas - Linguagem
3. Fonoaudiologia 4. Surdez - Aspectos sociais I. Título

02-3723   CDD-371.912

Índice para catálogo sistemático:

1. Crianças surdas : Educação   371.912

EDITORA AFILIADA

Compre em lugar de fotocopiar.
Cada real que você dá por um livro recompensa seus autores
e os convida a produzir mais sobre o tema;
incentiva seus editores a encomendar, traduzir e publicar
outras obras sobre o assunto;
e paga aos livreiros por estocar e levar até você livros
para a sua informação e o seu entretenimento.
Cada real que você dá pela fotocópia não autorizada de um livro
financia um crime
e ajuda a matar a produção intelectual em todo o mundo.

A CRIANÇA SURDA

LINGUAGEM E COGNIÇÃO NUMA PERSPECTIVA SOCIOINTERACIONISTA

Marcia Goldfeld

plexus

Copyright © 1997, 2002 by Marcia Goldfeld
Direitos desta edição reservados por Summus Editorial

Capa e editoração eletrônica:
Z & D Estúdio de Artes

Plexus Editora
Rua Itapirucu, 613 – 7º andar
05006-000 – São Paulo – SP
Fone: (11) 3872-3322
Fax: (11) 3872-7476
http://www.summus.com.br
e-mail: plexus@plexus.com.br

Atendimento ao consumidor
Summus Editorial
Fone: (11) 3865-9890

Vendas por atacado
Fone: (11) 3873-8638
Fax: (11) 3873-7085
email: vendas@summus.com.br

Impresso no Brasil

ÍNDICE

Prefácio 9

Introdução 13

Capítulo 1
Definições e conceitos 17
    Linguagem, língua e fala 17
    Signo 21
    Surdez 24

Capítulo 2
Breve relato sobre a educação de surdos 27
    No Brasil 32
    Filosofias educacionais para surdos 33
        - Oralismo 33
        - Comunicação Total 38
        - Bilingüismo 42

Capítulo 3
Sociointeracionismo e surdez 47
    Consciência e ideologia 49
    Pensamento e linguagem 55
    Aquisição da linguagem e desenvolvimento cognitivo . 58
    Significado e sentido – significação e tema 63
    Formação de conceitos 66
    Desenvolvimento e aprendizagem 71
    Brincadeiras 74
    Surdez 80

Capítulo 4
Análise crítica das filosofias educacionais para surdos 89
    Filosofia oralista 89
    Comunicação total 100
    Bilingüismo 108

Capítulo 5
Descrição de um caso 117
    Gustavo e sua família 117
    Função comunicativa da linguagem 123
        - Momentos de interação da família 125
        - Momentos de interação na escola 133
        - Momentos de interação na
        clínica fonoaudiológica 136
Função reguladora da linguagem e
desenvolvimento cognitivo 138
        - Fala egocêntrica 138
        - Brincadeiras 139
        - Atenção 142
        - Memória 143
        - Generalização e abstração 153
        - Sentido ou tema da enunciação 158
        - Aprendizagem e desenvolvimento 160

Conclusão 163

Referências bibliográficas 168

Glossário 171

A meus pais, por terem me amado infinitamente em poucos anos.

Ao Sidney, pela sensibilidade e alegria e por tudo que ensinamos um ao outro.

A meu irmão Luiz, vovó Sara e tia Olga, pelo convívio e amor.

Ao Gustavo, Jorge e todas as crianças surdas, na esperança de que este trabalho possa ajudá-las.

Agradecimentos

Carolina Lampreia, orientadora do meu trabalho de mestrado, por ter assumido comigo tantos desafios e responsabilidades.

Eulalia Fernandes, pelos anos de ensinamentos e amizade dedicados a mim e a tantos outros colegas interessados na melhoria de vida dos surdos.

Clélia Regina Ramos, pela dedicação e infinitas revisões recheadas de valiosas idéias.

Oscar Saraiva, pelo carinho, pelo desejo de ajudar sempre e pelo tempo e dedicação gastos com as entrevistas.

Adriana Barbosa, Aliny Sixel, Cláudia Drummond, Reynaldo Lopes, Katia Rios e Silvana Frota, por todos os bate-papos em que sobravam informações e idéias importantes.

Marta Ciccone, por me mostrar a complexidade do desenvolvimento de crianças surdas.

Clínica ARPEF e Escola NAU, pela gentileza e pelo carinho com que me receberam, antes e depois da pesquisa.

Em especial agradeço à Marta, Carlos e seus filhos, pela coragem e disposição com que aceitaram participar da pesquisa.

Prefácio

Marcia Goldfeld enriquece seu percurso acadêmico com esta significativa e indispensável contribuição ao acervo de pesquisa de todos nós que pretendemos estar atualizados com os estudos voltados para a área da surdez.

A Criança Surda, por meio de um discurso claro e simples, mas nem um pouco despreocupado com a abordagem científica, apresenta-se como uma fonte de pesquisa e de informação tanto para os leitores que se iniciam no tema, quanto para os que já se consideram estudiosos da área.

Pretendo, com este prefácio, conduzir o leitor, em breve percurso, pelos capítulos que compõem a obra, traçando possibilidades de leitura e ressaltando, tanto quanto for possível, em competência, os pontos que considero "chaves" que Goldfeld mostra para abrirem "portas" deste mundo de "vozes invisíveis". O que me pareceu, ao fechar o livro, após a leitura, é que Goldfeld soube plantar sementes e diretrizes para suas próximas obras, como o que, primeiro, olha, ouve, observa, sente e que busca, desde o início de sua jornada, escolher as melhores estradas, o melhor percurso, as sombras mais saudáveis.

E, enquanto aguardo sua próxima obra, teço considerações sobre esta, agradecendo, desde já à autora, a oportunidade de escrever este prefácio.

O capítulo introdutório, embora curto, apresenta conteúdo suficiente para traçar o perfil deste livro: em brevíssimo histórico, Goldfeld já deixa transparecer sua tendência de apoio ao bilingüismo, às idéias da psicologia sociointeracionista e suas preocupações com não deixar de apresentar, no decorrer do livro, sugestões que, nas palavras da autora, colaborem com o "engrandecimento científico da área" e contribuam "no futuro, para o atendimento de crianças surdas".

O primeiro capítulo é ponto de referência científica: os conceitos que são usados, no decorrer do texto, servem, também, de referência aos estudos atuais dos que querem dedicar-se, com mais profundidade, às questões específicas que envolvem linguagem, língua, fala e signo, tendo, como ponto de pesquisa, estudos sobre surdez.

O segundo capítulo é mais um exemplo, entre outras excelentes publicações sobre o tema, de como o mesmo referencial que compõe a história sobre a surdez pode ser descrito de modos diversos por autores diferentes, todos, no entanto, sempre enriquecedores para o leitor. O enfoque deste livro é o de mostrar o contraste existente entre as três principais correntes educacionais para surdos.

O terceiro capítulo merece destaque especial, neste prefácio. Os conceitos da psicologia sociointeracionista ressaltam aspectos que determinam uma visão não estática de língua, voltando-se, a autora a incorporá-la no contexto social, aos moldes de Bakhtin, e mostrando a importância desta visão nos estudos sobre a surdez. Destaco o fato de Goldfeld apoiar-se nestes pressupostos não apenas para apresentar, mas para assumir suas posições a respeito de idéias de filosofias ligadas à educação de surdos, como mostra o início do subcapítulo Consciência e Ideologia. Além disso, a díade individual/social, rompida sob o apoio das idéias de Bakhtin, determina, com nitidez, a postura da autora diante da responsabilidade dos especialistas da área, no que se refere às questões que envolvem educação, de modo geral, atendimento, de modo específico, e comunidade de surdos. O capítulo apresenta contribuições importantes ao estudo sobre aquisição de língua, envolvendo a Língua Brasileira de Sinais e a Língua Portuguesa. Considerações sobre o pensamento de Vygotsky constituem outro ponto de referência, tanto no que se refere à aquisição e desenvolvimento de linguagem, quanto à formação de conceitos. Pela riqueza de contribuições científicas, considero que o terceiro capítulo deve ser recomendado como referência teórica a todos

PREFÁCIO

que desejam inteirar-se dos conceitos de psicologia sociointeracionista aplicados à área da surdez.

O quarto capítulo, como aponta a própria autora, na Introdução deste livro, faz uma "reflexão teórica acerca da realidade das crianças surdas brasileiras, seus problemas e possíveis soluções". Apresenta-se como um capítulo lúcido, realista e de críticas significativamente oportunas neste momento por que passa a educação de surdos no Brasil.

No quinto capítulo, Goldfeld ilustra, por meio de um estudo de caso, sua metodologia de pesquisa. Serve de referência a profissionais da área que desejam encontrar um modelo que aplique, com critério e método, novas concepções de estudos e pesquisas, nessa área.

A conclusão faz jus ao mérito do livro, mas prefiro deixá-la, sem mais comentários, para a observação arguta do leitor, para que ele também explore e exponha o texto a suas próprias reflexões.

Apresento, deste modo, o livro de Marcia Goldfeld. Espero que seus leitores sintam-se recompensados, como me senti, por incluírem, entre seus estudos, mais esta referência bibliográfica.

Eulalia Fernandes

Introdução

O primeiro contato com uma pessoa surda costuma causar espanto, sentimento de pena ou incompreensão. No entanto, após uma pequena aproximação, estes indivíduos, tão parecidos e ao mesmo tempo tão diferentes de nós ouvintes, provocam curiosidade e respeito.

Como pode uma pessoa viver sem ouvir, tendo dificuldade em compreender simples conversas? O que elas sentem, o que pensam, com o que sonham? Como conseguem falar tão rápido com as mãos? São perguntas que começam a ser elaboradas freqüentemente por aqueles que iniciam um maior contato com surdos ou com o estudo teórico da surdez.

A visão em relação ao surdo vem-se modificando no decorrer da história. Estas questões que podem ser elaboradas por leigos são exaustivamente discutidas por profissionais de diversas áreas. O ponto mais polêmico sempre foi, desde pelo menos o século XVIII, em relação à utilização da língua de sinais[1]. E essa forma de comunicação despertou defensores e opositores. Apesar das divergências, até o final do século XIX as línguas de sinais foram bastante utilizadas em todo o mundo. A partir dessa época, a situação se

---

1. As Línguas de Sinais são línguas naturais, que utilizam o canal visuomanual, criadas por comunidades surdas através de gerações. Estas línguas, sendo diferentes em cada comunidade, têm estruturas gramaticais próprias, independentes das línguas orais dos países em que são utilizadas. As Línguas de Sinais possuem todas as características das línguas orais como a polissemia, possibilidade de utilização de metáforas, piadas, jogos de linguagem etc.

modificou e a possibilidade de ensinar o surdo a falar, estimulada pelas novas tecnologias, levou alguns educadores a rejeitarem as línguas de sinais, acreditando que a aquisição destas dificultaria o aprendizado da língua oral[2] por parte do surdo.

Até hoje existem profissionais, ligados à filosofia educacional para surdos conhecida como Oralismo, que mantêm este tipo de pensamento.

As idéias do Oralismo persistiram e foram preponderantes até a década de 1970. No entanto, apesar de todos os esforços de profissionais e dos avanços tecnológicos, a língua oral até o presente momento não pode ser adquirida pela criança surda espontaneamente, ou seja, mediante diálogos. Faz-se necessário que a criança se submeta a um longo e intensivo atendimento fonoaudiológico que, apesar de essencial para seu convívio com a comunidade ouvinte, não pode ser comparado à aquisição natural e espontânea de uma língua.

A dificuldade de aprendizagem da língua oral – que provoca sérias conseqüências para o desenvolvimento da criança, sobretudo na escolarização –, aliada a uma nova visão por parte da comunidade em geral acerca dos grupos minoritários, e ao desejo e persistência dos surdos, levou alguns profissionais, nas décadas de 1960 e 1970, a repensarem questões relacionadas à educação das crianças surdas, seu espaço na sociedade e sua relação com os ouvintes. A partir dessa época, surge uma nova filosofia educacional para surdos chamada Comunicação Total, e os surdos começam, pouco a pouco, a utilizar sinais.

Os profissionais passaram a aliar a língua oral a elementos da língua de sinais. De acordo com os pressupostos dessa filosofia, aconteceram diversas tentativas de aproximação das duas línguas, criando línguas orais sinalizadas. Estas línguas utilizam o léxico da língua de sinais submetido à gramática da língua oral.

---

2. O termo "língua oral" é comumente utilizado para definir línguas que possuem as modalidades auditiva-oral e escrita, como o português, inglês, alemão etc. e também línguas que possuem apenas a modalidade auditiva-oral, como algumas línguas indígenas.

INTRODUÇÃO

A partir da década de 1980, começa a surgir uma nova visão em relação ao surdo e à língua de sinais. Percebe-se a necessidade de valorizar esta língua e sua cultura, e não misturá-la com a língua oral. As línguas de sinais, a comunidade surda, seus valores e sua cultura passam a receber a atenção de diversos profissionais de diferentes áreas. Surge então uma nova filosofia educacional para surdos, em que o bilingüismo apresenta-se como base de ensino e aprendizagem.

Os profissionais do Brasil estão acompanhando todas essas mudanças e, atualmente, atuam e produzem conhecimento científico seguindo pressupostos das três filosofias educacionais.

No entanto, a realidade do surdo brasileiro ainda é muito precária, muitos não têm acesso a tratamento fonoaudiológico especializado e, a não ser em grandes centros urbanos, não existem comunidades de surdos organizadas, lugares onde a Língua Brasileira de Sinais (Libras) possa ser utilizada e divulgada. Em todo o Brasil, mesmo nas grandes capitais como no Rio de Janeiro, grande parte das crianças surdas cresce sem dominar a Libras, pois são raras as escolas e os centros de terapia que utilizam constantemente esta língua, já que o bilingüismo só começou a ser utilizado na prática, aqui no Brasil, na década de 90. O que é ainda mais grave é que mesmo os surdos que recebem tratamento especializado sofrem sérias dificuldades na escolarização, na socialização e na fase adulta, no mercado de trabalho.

O que está havendo com a educação – no sentido amplo do termo e não especificamente a educação escolar – das crianças surdas, onde estão os reais problemas e quais as possíveis soluções, é o que este livro pretende analisar, utilizando para tal as idéias da psicologia sociointeracionista, também chamada de sócio-histórica, que centraliza suas questões na linguagem.

Esta corrente teórica não percebe a linguagem apenas como um meio de comunicação, mas principalmente como constituidora do pensamento, como um fator essencial para o desenvolvimento cognitivo da criança. Este desenvolvimento, ao contrário da visão mentalista, é entendido como dependente e direcionado pela cultura a qual a criança está exposta, pelas relações interpessoais por ela vivida, concretizadas sobretudo pela linguagem.

O desenvolvimento da criança passa sempre por duas etapas: primeiro em nível interpsíquico, para depois ser internalizado e vivido intrapsiquicamente. Estas pressuposições são fundamentais para garantir uma visão mais ampla e científica a respeito da criança surda. Esta visão provoca uma reflexão mais profunda sobre as dificuldades da criança surda, pois se a cultura, a linguagem e o diálogo são fatores essenciais para o desenvolvimento infantil, e sendo justamente esta a área comprometida no surdo, conclui-se que as conseqüências da surdez devem ultrapassar a dificuldade comunicativa e atingir todas as áreas do desenvolvimento infantil. A psicologia sociointeracionista nos mostra então que o estudo acerca da criança surda deve englobar, além da própria criança surda, seus interlocutores e a(s) cultura(s) da(s) qual(is) ela faz parte.

Esta é a proposta deste livro, que pretende após analisar as filosofias educacionais para surdos, fazer a demonstração de um estudo de caso, traçar sugestões que possam contribuir para o engrandecimento científico da área e principalmente contribuir, no futuro, para crianças surdas.

Capítulo 1

Definições e Conceitos

LINGUAGEM, LÍNGUA E FALA

Os termos linguagem, língua, fala e signo são utilizados por diversos autores com diferentes sentidos. Na área da surdez, em alguns contextos, estes termos ganham conotações diferentes das utilizadas usualmente em outras áreas de conhecimento. É imprescindível, para uma boa compreensão das idéias que serão expostas neste livro, a elaboração de uma revisão conceitual.

Os conceitos linguagem, língua, fala e signo lingüístico foram primeiramente sistematizados por Saussure, em 1916. Saussure é considerado o pai da Lingüística. Foi este autor que sistematizou os estudos lingüísticos, e com base nele a Lingüística passou a ser reconhecida como ciência. Posteriormente, diversos autores prestaram novas contribuições.

Saussure (1991) diz que a linguagem é formada pela língua e fala. A língua é tida como um sistema de regras abstratas composto por elementos significativos inter-relacionados. Este sistema é auto-suficiente, é um todo em si, e seus elementos devem ser estudados por suas oposições. Assim, temos que a palavra menina se opõe à palavra menino devido à terminação *a*, que é uma marca de gênero.

A língua, para Saussure, é o aspecto social[3] da linguagem, já que é compartilhada por todos os falantes de uma comunidade

---

3. O termo social utilizado por Saussure se refere apenas à condição de a língua ser compartilhada por toda a comunidade lingüística, não tendo o indivíduo condições de modificá-la.

lingüística e foi considerada pelo autor o objeto de estudos da Lingüística.

A fala, na visão de Saussure, é o aspecto individual da linguagem, são as características pessoais que os falantes imprimem na sua linguagem. Saussure não considerou a fala como o objeto de estudos da Lingüística e por isso não a enfatizou em seus estudos.

A noção de linguagem e fala para Vygotsky (1989*a*, 1989*b*) difere bastante das noções de Saussure. Fazer uma análise conceitual dos termos utilizados por Vygotsky não é uma tarefa fácil. Primeiro porque as traduções da obra do autor do russo para o inglês utilizam o termo *language* tanto para linguagem quanto para língua, já que na língua inglesa não há diferenciação entre estes termos. Além dessa indiferenciação houve também uma grave confusão de termos no título da obra *Thought and Language*, sendo corrigida posteriormente no capítulo correspondente, inserido na coletânea de sua obra, para *Thinking and Speech*. As traduções para o português são retraduções das edições americanas, por isso, nestas, o erro também se manteve. Em muitas situações é difícil analisar o conceito – língua, linguagem ou fala – que o autor emprega para esses termos. Em segundo lugar, esta análise conceitual é difícil pelo fato de o próprio autor não ter explicitado claramente os conceitos utilizados, como fez Saussure e Bakhtin.

Uma importante noção de Vygotsky é o fato de perceber a linguagem não apenas como uma forma de comunicação, mas também como uma função reguladora do pensamento.

O conceito de fala se refere à linguagem em ação, à produção lingüística do falante no discurso. Vygotsky cita três tipos de fala: social, egocêntrica e interior. Provavelmente, o autor utiliza o termo fala e não linguagem, pois se refere à produção do indivíduo. A fala tem uma conotação de ação e envolve o contexto.

A distinção entre linguagem e fala não é muito clara, ao menos nas traduções. O importante é ter a noção de que o termo fala não se refere ao ato motor de articulação dos fonemas e sim à produção do falante que deve ser sempre analisada na relação de interação, no diálogo. O termo linguagem tem um sentido bastante amplo, linguagem é tudo que envolve significação, que tem um valor semiótico e não se restringe apenas a uma forma de comunicação. É pela

DEFINIÇÕES E CONCEITOS

linguagem que se constitui o pensamento do indivíduo. Assim, a linguagem está sempre presente no sujeito, mesmo nos momentos em que este não está-se comunicando com outras pessoas. A linguagem constitui o sujeito, a forma como este recorta e percebe o mundo e a si próprio.

Bakhtin (1990) considera a significação um aspecto bastante importante da língua, ressaltando que a enunciação só ganha sentido no contexto social na qual está inserida. O autor percebe a língua numa situação de diálogo constante. A corrente comunicativa é ininterrupta, toda enunciação está relacionada com as enunciações anteriores e posteriores a ela.

Bakhtin critica a visão de língua utilizada pela corrente ideológico-lingüística Objetivismo Abstrato, corrente esta representada principalmente por Saussure. O autor diz que esta corrente se preocupou apenas com o aspecto lingüístico normativo, que é sempre igual e comum a todos os falantes, mas não é suficiente para o diálogo. Bakhtin acrescenta o aspecto contextual e social[4] para o estudo do enunciado.

O autor diz que o falante de uma língua não a reconhece como um sistema de normas abstratas e sim como um conjunto de significações dadas em um determinado contexto.

> A língua, como um sistema de formas que remetem a uma norma, não passa de uma abstração, que só pode ser demonstrada no plano teórico e prático do ponto de vista do deciframento de uma língua morta e de seu ensino. (p. 108)

Para o falante, a língua não é representada pelos aspectos normativos. Estes só são percebidos em situações de conflito ou dúvida. A língua, as significações, na concepção de Bakhtin, que converge com a idéia de Vygotsky, constitui a consciência do indivíduo.

---

4. O termo social utilizado por Bakhtin se refere a realidade político-econômica e cutural na qual os membros da sociedade estão inseridos, ou seja, todas as relações existentes entre os participantes da sociedade.

> Não é a atividade mental que organiza a expressão, mas ao contrário é a expressão que organiza a atividade mental, que a modela e determina sua orientação. (p. 112)

A língua, para o autor, é o elo de ligação entre o psiquismo e a ideologia, que formam uma relação dialética indissolúvel. A consciência necessita da ideologia para desenvolver-se; por outro lado, a ideologia é criada com base nas relações entre os indivíduos. A língua (o diálogo), é o instrumento que permite ao indivíduo receber a ideologia de sua comunidade e também lhe permite atuar nessa comunidade interagindo e expondo suas idéias.

Após fazer a crítica ao Objetivismo Abstrato e também a outra corrente ideológico-lingüística, o Subjetivismo Idealista, Bakhtin formula seu ponto de vista em relação à língua e define cinco proposições:

1. O sistema estável normativo é apenas uma abstração científica. Esta não dá conta da realidade concreta da língua.
2. A língua constitui um processo de evolução ininterrupto que se realiza pela interação dos locutores.
3. As leis da evolução lingüística não são leis da psicologia individual, são leis sociológicas.
4. A criatividade da língua... não pode ser compreendida independentemente dos conteúdos e dos valores ideológicos que a ela se ligam.
5. A estrutura da enunciação é uma estrutura puramente social. A enunciação como tal só se torna efetiva entre os falantes. O ato de fala individual (no sentido estrito do termo individual) é uma *contradictio in adjecto*.

A distinção entre social e individual muda de enfoque na teoria de Bakhtin, já que o indivíduo constitui-se socialmente e influencia o meio social por meio de sua fala, suas interações. Na teoria de Bakhtin não se faz o recorte proposto por Saussure que separa língua e fala, social e individual.

DEFINIÇÕES E CONCEITOS

> Para Bakhtin a fala, as condições de comunicação e as estruturas sociais estão também indissoluvelmente ligadas. Tanto o conteúdo a exprimir como sua objetivação externa são criados a partir de um único e mesmo material – a expressão semiótica. (Freitas; 1994, p. 138)

Existem muitas semelhanças entre as noções de linguagem para Vygotsky e língua para Bakhtin. Freitas utiliza o termo linguagem quando explicita as teorias de ambos autores.

É realmente provável que os autores estejam referindo-se ao mesmo conceito. No entanto, será utilizado neste livro o termo língua, seguindo a terminologia utilizada no livro de Bakhtin *Marxismo e filosofia da linguagem*, para significar um sistema semiótico, criado e produzido no contexto social, dialógico, em contraposição a outros códigos que também podem ser considerados uma forma de linguagem, a linguagem artística, musical e outras que não comportam uma língua.

No decorrer desta obra, quando for utilizado o termo língua no sentido que Saussure atribui, isto é, um sistema de regras abstratas compostas por elementos significativos inter-relacionados, o leitor verá escrito língua$_s$, e para representar língua no sentido de Bakhtin, ou seja, um sistema semiótico, criado e produzido no contexto social e dialógico, servindo como elo de ligação entre psiquismo e ideologia, será utilizado o termo língua$_b$. O termo linguagem se referirá a qualquer tipo de linguagem, àquelas que utilizam uma língua ou não, como a linguagem musical. Nos termos linguagem e língua$_b$ está incluída também sua função de constituição do pensamento, da consciência, definidos por Vygotsky e Bakhtin, que no termo língua$_s$ está excluído. O termo fala será utilizado para referir-se à produção de linguagem pelo falante nos momentos de diálogo e também nos diálogos egocêntrico e interior, ou seja, fala egocêntrica e fala interior.

SIGNO

Saussure definiu o conceito de signo lingüístico. O signo para o autor é composto por duas partes, o significado, que é o conceito, e o significante, que é a imagem acústica.

O signo lingüístico segue alguns princípios: a arbitrariedade, a linearidade, a mutabilidade e a imutabilidade.

A arbitrariedade se refere ao fato de a relação entre os componentes do signo – significado e significante – ser arbitrária. Não há uma relação *a priori* entre estes elementos.

A linearidade se refere ao significante, à imagem acústica, que se desenvolve no tempo, sendo portanto linear.

A mutabilidade se refere ao fato de as línguas, salvo as línguas mortas, estarem em processo de constante mudança. O uso da língua inevitavelmente a leva a sofrer mudanças contínuas. Estas mudanças não se referem somente ao significante. Qualquer mudança leva sempre a um deslocamento da relação entre significado e significante. O conceito de mutabilidade está ligado à evolução da língua como um fato social, transcendendo ao indivíduo. Estas mudanças se dão no tempo.

> Uma língua é radicalmente incapaz de se defender dos fatores que deslocam, de minuto a minuto, a relação entre significado e significante. É uma das conseqüências da arbitrariedade do signo. (Saussure; 1991, p. 90)

A imutabilidade refere-se ao fato de a língua ser imposta aos membros da comunidade, sem que estes possam, individualmente, modificá-la. Nem o indivíduo nem a massa falante pode escolher qual significante deseja utilizar para expressar um conceito. A relação entre significado e significante é estável. Saussure faz quatro considerações que determinam a imutabilidade do signo:

1. Caráter arbitrário do signo – para modificar uma norma ou até um símbolo é necessário que existam argumentos justificando esta modificação. No caso da língua não existem argumentos, já que a relação entre os elementos do signo é arbitrária, não é baseada em nenhum critério.
2. A multidão de signos necessários para constituir uma língua.
3. O caráter demasiado complexo do sistema.
4. A resistência da inércia coletiva a toda renovação lingüística.

DEFINIÇÕES E CONCEITOS

Vygotsky, contrariando o conceito de signo de Saussure, diz que este não é imutável. A relação entre significado e significante não é estável, estática, tal como Saussure definiu. O significado difere no decorrer do desenvolvimento do indivíduo.

Uma noção fundamental da teoria de Vygotsky é a evolução do significado. A aquisição da linguagem para este autor não termina quando a criança pode dominar as estruturas lingüísticas, já que os significados continuam evoluindo. Por exemplo, a palavra irmão para uma criança pode representar seu próprio irmão, mais tarde esta criança poderá utilizar esta palavra de forma mais ampla, representando as pessoas que são filhas dos mesmos pais.

Vygotsky introduz, além do significado, a noção de sentido. O sentido é um aspecto particular do signo por ser formado com base nas relações interpessoais vivenciadas pelo indivíduo e da sua história. O sentido depende da história do indivíduo e do contexto no qual o diálogo ocorre, ele não preexiste.

O significado então é uma parte mais estável do signo. Os falantes podem-se comunicar por compartilharem significados. No entanto, o sentido atribuído às palavras são sempre inéditos, já que este é particular e emerge na interação verbal.

Bakhtin também considera diferente a noção de significado e sentido, sendo que utiliza os termos significação e tema da enunciação para definir estes conceitos.

Bakhtin diferencia os conceitos de signo e sinal. O sinal alcançaria apenas a significação (significado) do enunciado, seu aspecto básico, já o signo alcança o tema da enunciação (sentido).

O autor ressalva que o falante nativo não percebe o componente de sinalidade na língua. Apenas no início da aprendizagem de uma língua estrangeira, o indivíduo percebe este traço de sinalidade, substituindo-o mais tarde, quando domina a língua, pelo signo.

A noção de imutabilidade do signo é descartada por Bakhtin. Para ele, o que é imutável é o sinal, que é um elemento da língua. O sinal é incapaz de sobreviver às mudanças freqüentes e inevitáveis da língua que é utilizada em determinada realidade social e econômica. A mudança de um sinal representa sua substituição por outro sinal. As mudanças do signo revelam as mudanças históricas e culturais vividas por seus falantes.

Bakhtin, referindo-se à multiplicidade de significações que uma palavra comporta, diz:

> [...] se um complexo sonoro qualquer comportasse uma única significação inerte e imutável, então esse complexo não seria uma palavra, não um signo, mas apenas um sinal. A multiplicidade das significações é o índice que faz de uma palavra uma palavra. (1990, p. 10)

Percebe-se então, por um lado, a diferença de enfoque entre Saussure e por outro lado Vygotsky e Bakhtin. Neste livro, quando for utilizado o termo signo, este não deve ser entendido como uma palavra que possui uma relação direta e estável entre significado e significante, e sim como uma palavra que, sendo marcada pela história e cultura de seus falantes, possui inúmeras possibilidades de sentidos, sendo estes criados no momento da interação, dependendo do contexto e dos falantes que a utilizam. É importante também a noção que os significados, além dos sentidos que não existem *a priori*, modificam-se no decorrer da vida do indivíduo, dependendo de suas vivências e relações interpessoais que determinarão seu desenvolvimento cognitivo.

SURDEZ

Diversos termos utilizados no estudo da surdez são iguais a termos utilizados na lingüística e na psicologia, no entanto eles têm uma conotação bastante diferente.

O termo sinal utilizado para designar os elementos lexicais da língua de sinais não deve ser confundido com o sinal que Bakhtin se refere em oposição ao signo. O sinal, ou seja, o item lexical da língua de sinais, é um signo lingüístico da mesma forma que as palavras da língua portuguesa.

O termo fala – que na área da surdez é comumente utilizado para designar a enunciação produzida pelo sistema fonador – não pode ser confundida com o conceito de fala para Vygotsky. Assim, sempre que me referir ao primeiro conceito de fala utilizarei o termo oralização, que deve ser entendido em oposição a sinalização, que é a fala (no sentido de Vygotsky) produzida pelas mãos.

Assim temos:

Língua$_s$ (Saussure) – sistema de regras abstratas composto por elementos significativos inter-relacionados.

Língua$_b$ (Bakhtin) – sistema semiótico criado e produzido no contexto social e dialógico, servindo como elo de ligação entre o psiquismo e a ideologia.

Linguagem – códigos que envolvem significação não precisando necessariamente abranger uma língua$_s$.

Fala (Vygotsky) – produção da linguagem pelo falante nos momentos de diálogo social e interior, pode utilizar tanto o canal audiofonatório, quanto o espaço-viso-manual.

Oralização – utilização do sistema fonador para expressar palavras e frases da língua$_s$.

Sinalização – fala produzida pelo canal viso-manual.

Sinal – elemento léxico da língua de sinais.

Signo – elemento da língua$_b$ marcado pela história e cultura de seus falantes, possui inúmeras possibilidades de sentidos, sendo estes criados no momento da interação, dependendo do contexto e dos falantes que o utilizam.

Após a definição desses conceitos, essenciais para a compreensão do conteúdo que será apresentado no decorrer deste livro, já é possível dar início ao estudo e análises aqui propostos. Serão relatadas então, com o objetivo de contextualização, a história dos surdos e as filosofias educacionais vigentes atualmente.

Capítulo 2

Breve Relato Sobre a Educação de Surdos

Conhecer a história, bem como as filosofias educacionais para surdos, é o primeiro passo para iniciar um estudo mais aprofundado que tem como objetivo relacionar a exposição ao meio social, a linguagem e a qualidade de interações interpessoais ao desenvolvimento cognitivo da criança surda. A história pode também servir de suporte para analisar criticamente as conseqüências de cada filosofia no desenvolvimento dessas crianças.

Apesar de este tópico não ter como objetivo desenvolver um estudo aprofundado das questões históricas, faz-se necessária uma descrição da história da surdez para contextualizar as práticas educacionais e clínicas vigentes no momento.

A idéia que a sociedade fazia sobre os surdos, no decorrer da história, geralmente apresentava apenas aspectos negativos. Na antigüidade os surdos foram percebidos de formas variadas: com piedade e compaixão, como pessoas castigadas pelos deuses ou como pessoas enfeitiçadas, e por isso eram abandonados ou sacrificados. Até mesmo na bíblia pode-se perceber uma posição negativa em relação à surdez.

> A condição sub-humana dos mudos era parte do código mosaico e foi reforçada pela exaltação bíblica da voz e do ouvido como a única e verdadeira maneira pela qual o homem e Deus podiam se falar ('no princípio era o verbo').
> (Sacks; 1989, p. 31)

A crença de que o surdo era uma pessoa primitiva fez com que a idéia de que ele não poderia ser educado persistisse até o século XV. Até aquele momento eles viviam totalmente à margem da sociedade e não tinham nenhum direito assegurado.

A partir do século XVI tem-se notícias dos primeiros educadores de surdos.

Segundo Reis (1992), Fornari relata que "Cardano foi o primeiro a afirmar que o surdo deveria ser educado e instruído, afirmando: 'é um crime não instruir o surdo-mudo'".

Os educadores, assim como atualmente, criaram diferentes metodologias para ensinar os surdos. Alguns se baseavam apenas na língua oral, ou seja, a língua auditiva-oral utilizada em seu país, como o francês, o inglês etc. Outros pesquisaram e defenderam a língua de sinais, que é uma língua espaço-visuo-espacial criada através de gerações pelas comunidades de surdos. Outros ainda criaram códigos visuais, que não se configuram como uma língua, para facilitar a comunicação com seus alunos surdos. Até hoje existem diversas correntes com diferentes pressupostos em relação à educação de surdos.

Ainda no século XVI, na Espanha, o monge beneditino Pedro Ponce de Leon (1520-1584) ensinou quatro surdos, filhos de nobres, a falar grego, latim e italiano, além de ensinar-lhes conceitos de física e astronomia. Ponce de Leon desenvolveu uma metodologia de educação de surdos que incluía datilologia (representação manual das letras do alfabeto), escrita e oralização, e criou uma escola de professores de surdos.

Em 1620, Juan Martin Pablo Bonet publicou, na Espanha, o livro *Reduccion de las letras y artes para enseñar a hablar a los mudos*, que trata da invenção do alfabeto manual de Ponce de Leon. Em 1644 foi publicado o primeiro livro em inglês sobre a língua de sinais *Chirologia*, de J. Bulwer, que acreditava ser a língua de sinais universal e seus elementos constitutivos icônicos. O mesmo autor publicou em 1648 o livro *Philocopus*, em que afirma ser a língua de sinais capaz de expressar os mesmos conceitos que a língua oral.

Em 1750, na França, surge Abade Charles Michel de L'Epée, pessoa bastante importante na história da educação dos surdos. L'Epée se aproximou dos surdos que perambulavam pelas ruas de Paris, aprendeu com eles a língua de sinais e criou os "Sinais Metódicos", uma combinação da língua de sinais com a gramática sinalizada francesa. O Abade teve imenso sucesso na educação de surdos e transformou sua casa em escola pública. Em poucos anos (de 1771 a 1785), sua escola passou a atender 75 alunos, número bastante elevado para a época. L'Epée e seu seguidor Sicard acreditavam que todos os surdos, independentemente do nível social, deveriam ter acesso à educação, e esta deveria ser pública e gratuita.

Nessa mesma época, no ano de 1750, com as idéias de Samuel Heinick, na Alemanha, surgem as primeiras noções do que hoje constitui a filosofia educacional Oralista, filosofia que acredita ser o ensino da língua oral, e a rejeição à língua de sinais, a situação ideal para integrar o surdo na comunidade geral. Heinick foi o fundador da primeira escola pública baseada no método oral, ou seja, que utilizava apenas a língua oral na educação das crianças surdas. Sua escola tinha nove alunos.

As metodologias de L'Epée e Heinick se confrontaram e foram submetidas à análise da comunidade científica. Os argumentos de L'Epée foram considerados mais fortes e, com isso, foram negados a Heinick recursos para ampliação de seu instituto.

O século XVIII é considerado o período mais fértil da educação dos surdos. Nesse século, ela teve grande impulso, no sentido quantitativo com o aumento de escolas para surdos, e qualitativo, já que, pela língua de sinais os surdos podiam aprender e dominar diversos assuntos e exercer várias profissões.

Sacks relata que:

> Esse período que agora parece uma espécie de época áurea na história dos surdos testemunhou a rápida criação de escolas para surdos, de um modo geral dirigidos por professores surdos, em todo o mundo civilizado, a saída dos surdos da negligência e da obscuridade, sua emancipação e cidadania, a rápida conquista de posições de eminência e responsabilidade – escritores surdos, engenheiros surdos, filósofos surdos, intelectuais surdos, antes inconcebíveis, tornaram-se subitamente possíveis. (1989, p. 37)

Em 1815, Thomas Hopkins Gallaudet, professor americano interessado em obter mais informações sobre a educação de surdos seguiu para a Europa. Na Inglaterra, encontrou-se com a família Braidwood, que utilizava apenas a língua oral na educação de surdos, e na França com o Abade L'Epée, que utilizava o método manual. Os Braidwood se recusaram a ensinar a Gallaudet sua metodologia em poucos meses, assim, restou-lhe a opção pelo método manual. Em 1817, acompanhado de Laurent Clerc, um dos melhores alunos do Abade L'Epée, Gallaudet fundou a primeira escola permanente para surdos nos EUA, que utilizava como forma de comunicação em salas de aula e conversas extra-classe um tipo de francês sinalizado, ou seja, a união do léxico da língua de sinais francesa com a estrutura da língua francesa, adaptado para o inglês. Surge então uma metodologia que mais tarde será utilizada na filosofia da Comunicação Total (Ramos e Goldfeld, 1992).

A partir de 1821, todas as escolas públicas americanas passaram a mover-se em direção a American Sign Language (ASL), que sofreu muita influência do francês sinalizado. Em 1850, a ASL, e não o inglês sinalizado, passa a ser utilizada nas escolas, assim como ocorria na maior parte dos países europeus. Nesse período, houve uma elevação no grau de escolarização dos surdos, que podiam aprender com facilidade as disciplinas ministradas em língua de sinais. Em 1864 foi fundada a primeira universidade nacional para surdos, Universidade Gallaudet[5].

Em razão dos avanços tecnológicos que facilitavam a aprendizagem da fala pelo surdo, a partir de 1860 o método oral começa a ganhar força. Diversos profissionais começaram a investir no aprendizado da língua oral pelos surdos, e neste entusiasmo surgiu a idéia, defendida por alguns profissionais até hoje, de que a língua de sinais seria prejudicial para a aprendizagem da língua oral. Surgiram então opositores à língua de sinais, que ganharam força a partir da morte de Laurent Clerc, em 1869.

---

5. Atualmente, além desta universidade existe apenas a Tsukuba College of Technology, no Japão.

O mais importante defensor do Oralismo foi Alexander Graham Bell, o célebre inventor do telefone, que exerceu grande influência no resultado da votação do Congresso Internacional de Educadores de Surdos, realizado em Milão, no ano de 1880. Nesse congresso, foi colocado em votação qual método deveria ser utilizado na educação dos surdos. O Oralismo venceu e o uso da língua de sinais foi oficialmente proibido. É importante ressaltar que aos professores surdos foi negado o direito de votar.

Naquele momento, a educação dos surdos deu uma grande reviravolta em sentido oposto à educação do século XVIII, quando os surdos e a sociedade perceberam as potencialidades dos surdos pela utilização da língua de sinais. Naquele momento acreditava-se que o surdo poderia desenvolver-se como os ouvintes aprendendo a língua oral. O aprendizado dessa língua passa a ser o grande objetivo dos educadores de surdos.

No início do século XX a maior parte das escolas em todo o mundo deixa de utilizar a língua de sinais. A oralização passou a ser o objetivo principal da educação das crianças surdas, e, para que elas pudessem dominar a língua oral, passavam a maior parte de seu tempo recebendo treinamento oral e se dedicando a este aprendizado. O ensino das disciplinas escolares como história, geografia e matemática foram relegados a segundo plano. Com isso, houve uma queda no nível de escolarização dos surdos.

O Oralismo dominou em todo o mundo até a década de 1970, ano em que William Stokoe publicou o artigo "Sign Language Structure: An Outline of the Visual Communication System of the American Deaf", demonstrando que a ASL é uma língua com todas as características das línguas orais.

Baseado nessa publicação surgiram diversas pesquisas sobre a língua de sinais e sua aplicação na educação e na vida do surdo, que, aliadas a uma grande insatisfação por parte dos educadores e dos surdos com o método oral, deram origem à utilização da língua de sinais e de outros códigos manuais na educação da criança surda. Naquela década, Dorothy Schifflet, professora e mãe de surdo, começou a utilizar um método que combinava a língua de sinais em adição à língua oral, leitura labial, treino auditivo e alfabeto manual. Ela denominou seu trabalho de *Total Aproach*, que pode ser traduzido por Abordagem Total.

Em 1968, Roy Holcom adotou o *Total Approach*, rebatizando-o de *Total Communication*, dando origem à filosofia Comunicação Total, que utiliza todas as formas de comunicação possíveis na educação dos surdos, por acreditar que a comunicação, e não a língua, deve ser privilegiada. A Universidade Gallaudet, que já utilizava o inglês sinalizado, adotou a Comunicação Total e se tornou o maior centro de pesquisa dessa filosofia.

A partir da década de 1970, em alguns países como Suécia e Inglaterra percebeu-se que a língua de sinais deveria ser utilizada independentemente da língua oral. Ou seja, em algumas situações, o surdo deve utilizar a língua de sinais e, em outras, a língua oral e não as duas concomitantemente como estava sendo feito. Surge então a filosofia bilíngüe, que a partir da década de 1980, e mais efetivamente na década de 1990, ganha cada vez mais adeptos em todos os países do mundo.

NO BRASIL

Em relação ao Brasil, temos informações de que em 1855 chegou aqui o professor surdo francês Hernest Huet, trazido pelo imperador D. Pedro II, para iniciar um trabalho de educação de duas crianças surdas, com bolsas de estudo pagas pelo governo.

Em 26 de setembro de 1857 é fundado o Instituto Nacional de Surdos-Mudos, atual Instituto Nacional de Educação dos Surdos (Ines), que utilizava a língua de sinais.

Em 1911, no Brasil, o Ines, seguindo a tendência mundial, estabeleceu o Oralismo puro em todas as disciplinas. Mesmo assim, a língua de sinais sobreviveu em sala de aula até 1957, quando a diretora Ana Rímola de Faria Doria, com assessoria da professora Alpia Couto proibiu a língua de sinais oficialmente em sala de aula. Mesmo com todas as proibições, a língua de sinais sempre foi utilizada pelos alunos nos pátios e corredores da escola.

No fim da década de 1970 chega ao Brasil a Comunicação Total, após visita de Ivete Vasconcelos, educadora de surdos na Universidade Gallaudet. Na década seguinte começa no Brasil o bilingüismo, com base nas pesquisas da professora lingüista Lucinda Ferreira Brito, sobre a língua brasileira de sinais. No início de suas pesquisas, seguindo o padrão internacional de abreviação das línguas de sinais, a professora abreviou esta língua de Língua de Sinais dos Centros Urbanos Brasileiros (LSCB) para diferenciá-la da Língua de Sinais Kaapor Brasileira (LSKB), utilizada pelos índios Urubu-Kaapor no Estado do Maranhão. A partir de 1994, Brito passa a utilizar a abreviação Língua Brasileira de Sinais (Libras), que foi criada pela própria comunidade surda para designar a LSCB.

Atualmente, essas três abordagens convivem no Brasil, e pode-se dizer que todas têm relevância e representatividade no trabalho com surdos. As diferentes abordagens causam muitas discórdias e muitos conflitos entre os profissionais que as seguem. Podemos perceber que no decorrer da história essas divergências sempre ocorreram, e que em dois momentos, nos anos 1750 e 1880, as diferentes metodologias foram colocadas em discussão, definindo uma abordagem considerada a melhor e que, conseqüentemente, deveria ser utilizada em todas as Instituições.

Hoje, em alguns países do mundo como a Venezuela, existe uma filosofia adotada oficial e obrigatoriamente em todas as escolas públicas para surdos (no caso, a filosofia bilíngüe), mas, como no Brasil, a maioria dos países convive com essas diferentes visões sobre os surdos e sua educação, acreditando que a verdade única não existe e, portanto, todas as abordagens seriamente estudadas devem ter espaço.

FILOSOFIAS EDUCACIONAIS PARA SURDOS

ORALISMO

O Oralismo ou filosofia oralista visa à integração da criança surda na comunidade de ouvintes, dando-lhe condições de desenvolver a língua oral (no caso do Brasil, o português). A noção de linguagem, para vários profissionais dessa filosofia, restringe-se à língua oral, e esta deve ser a única forma de comunicação dos surdos.

Para que a criança surda se comunique bem é necessário que ela possa oralizar.

O Oralismo percebe a surdez como uma deficiência que deve ser minimizada pela estimulação auditiva. Essa estimulação possibilitaria a aprendizagem da língua portuguesa e levaria a criança surda a integrar-se na comunidade ouvinte e desenvolver uma personalidade como a de um ouvinte. Ou seja, o objetivo do Oralismo é fazer uma reabilitação da criança surda em direção à normalidade, à "não-surdez".

Para alcançar seus objetivos, a filosofia oralista utiliza diversas metodologias de oralização: verbo–tonal[6], audiofonatória, aural, acupédico etc. Essas metodologias se baseiam em pressupostos teóricos diferentes e possuem, em alguns aspectos, práticas diferentes. O que as une é o fato de acreditarem que a língua oral é a única forma desejável de comunicação do surdo e se dedicarem ao ensino desta língua às crianças surdas, rejeitando qualquer forma de gestualização, bem como as línguas de sinais.

A metodologia audiofonatória, também conhecida como Perdoncini, é bastante utilizada no Brasil, possui maior material bibliográfico em português e é uma grande defensora do Oralismo. Por apresentar essas características, essa metodologia é bastante utilizada como representante do Oralismo.

A maior parte das metodologias baseadas no Oralismo utiliza como embasamento teórico lingüístico o Gerativismo de Noam Chomsky. Seguindo as idéias desta teoria, Couto afirma que "não é possível ensinar a linguagem, mas apenas dar condições para que esta se desenvolva espontaneamente na mente, a seu próprio modo" (1991, p. 16). A autora afirma também que por meio da audição as crianças ouvintes imitam seus interlocutores e assim descobrem as regras gramaticais da língua, que vão permitir-lhes chegar às transformações e organizar seus pensamentos para expressá-los.

---

6. A metodologia verbo-tonal foi criada seguindo os pressupostos do oralismo, no entanto, atualmente no Brasil grande parte dos centros de reabilitação ligados a esta metodologia já aceitam e utilizam a língua de sinais.

Existe uma grande preocupação, por parte dos profissionais oralistas, em relação à inferência das regras gramaticais. Essa inferência é considerada um salto qualitativo na aprendizagem da língua portuguesa.

As crianças ouvintes não têm dificuldades para inferir as regras gramaticais, mas as crianças surdas, por não receberem com a mesma facilidade os estímulos auditivos, precisam de ajuda especial. Estas crianças, como todos os seres humanos, seguindo as idéias de Chomsky, têm uma propensão biológica para dominar uma língua e, se receberem o atendimento necessário, poderão obter o mesmo sucesso que as crianças ouvintes na aquisição da linguagem.

A criança surda deve, então, submeter-se a um processo de reabilitação que inicia com a estimulação auditiva precoce, ou seja, que consiste em aproveitar os resíduos auditivos que quase a totalidade dos surdos possuem, e possibilitá-las a discriminar os sons que ouvem. Pela audição e, em algumas metodologias, também com base nas vibrações corporais e da leitura oro-facial, a criança deve chegar à compreensão da fala dos outros e por último começar a oralizar. Este processo, se for iniciado ainda nos primeiros meses de vida, dura em torno de 8 a 12 anos, dependendo das características individuais da criança, tais como: tipo de perda auditiva, época em que ocorreu a perda auditiva, participação da família no processo de reabilitação etc.

O trabalho de compreensão e de oralização é direcionado no sentido de possibilitar à criança dominar gradativamente as regras gramaticais e chegar a um bom domínio da língua portuguesa. Por exemplo, na metodologia oralista audiofonatória, o professor deve apresentar diversas ações para a criança e mostrar que elas são diferentes, que andar é diferente de pular, correr etc. Mais tarde utilizando o organograma da linguagem[7] deve mostrar frases como,

---

7. Conjunto simbólico (composto de figuras geométricas) que representa a estrutura frasal: o círculo que representa o núcleo do sujeito ou sintagma nominal (SN 1); o quadrado que simboliza o núcleo do predicado ou verbo (V), e o triângulo que pode representar o complemento verbal ou complemento nominal, respectivamente o sintagma nominal (SN2) ou sintagma adjetivo (SAdj) (Couto, 1991; p. 83).

Paulo anda, Paulo pula etc. Para que as crianças possam inferir melhor as regras gramaticais, o professor deve utilizar também frases no passado, como Paulo andou, Paulo pulou etc. No início, as frases devem ser simples e aos poucos devem aumentar o grau de complexidade, até chegar a frases bastante complexas (Ponce; s/d).

Ponce relata de forma clara como a metodologia oralista audiofonatória percebe o processo de aprendizado da língua portuguesa pela criança surda.

> O processo é demorado; mas satisfatório e quanto mais cedo for iniciado o trabalho com a criança, melhores serão os resultados.
>
> Deve-se partir de situações concretas, vivenciadas através de um dinamismo natural, sem perda de tempo e procurando sempre 'bombardear' lingüisticamente tudo o que acontecer na aula, ou em casa com a ajuda dos familiares. Chamando a atenção da criança para todo e qualquer som. Ajudando-a, assim, a chegar à descoberta dos sons, à descoberta dos nomes das coisas que compõem o mundo sonoro, à compreensão daquilo que está sendo vivenciado e falado, enfim, a inferir regras da língua materna, visualizadas através do 'organograma da linguagem', que é um recurso que lhe permite a organização do pensamento para fazer uso de uma quantidade infinita de frases da mesma forma que o falante ouvinte, com base nas relações sintagmáticas e paradigmáticas da língua portuguesa. (s/d, p. 20-1)

O ensino do Organograma da Linguagem para crianças surdas inicia com frases bastante simples, como:

Paulo pula, representada por: 日 e gradativamente são apresentadas estruturas mais complexas, como:

A professora se esforça para que os alunos possam aprender, representada por:

Uma vez aprendida a estrutura, a criança pode produzir infinitas frases.

Ao explanar sobre o respaldo teórico da abordagem oralista multissensorial, Nogueira confirma a importância da inferência de regras gramaticais no aprendizado da língua.

> Baseada na Gramática Gerativa Transformacional, a indução de regras significa que através da exposição a criança é capaz de induzir as regras de sua língua, espontaneamente, compreender e construir sentenças novas com sentidos lógicos. (1994, p. 27)

Em relação à criança que não recebe estimulação precoce, Couto diz que ela começará a se comunicar por gestos, o que prejudicará o aprendizado da oralização. A criança deve receber um atendimento precoce "antes que uma linguagem gestual venha suprir as dificuldades de comunicação oral" (Couto, s/d, p. 18).

Esta idéia é compartilhada por todos os profissionais oralistas, receosos com a possibilidade de a criança surda utilizar a língua de sinais ou qualquer comunicação gestual. A maioria desses autores não reconhece que a língua de sinais é realmente uma língua e a considera prejudicial para o aprendizado da língua oral, seu maior objetivo.

O surdo que consegue dominar as regras da língua portuguesa e consegue falar (oralizar) é considerado bem-sucedido. O Oralismo espera que, dominando a língua oral, o surdo esteja apto para integrar-se à comunidade ouvinte. Porém, Leal, Palmeiro e Fernandez (1985) afirmam que esta integração ainda não foi alcançada pela maioria dos surdos em nossa comunidade. As autoras acreditam que essa dificuldade ocorre devido à utilização da linguagem gestual por parte dos surdos. Não é possível saber a que linguagem gestual as autoras se referem, mas o artigo comprova que a realidade no Brasil é que somente uma pequena parte dos surdos consegue dominar razoavelmente o português, e é quase impossível encontrar um surdo congênito que domine a língua portuguesa como um ouvinte.

As crianças surdas geralmente não têm acesso a uma educação especializada e é comum encontrarmos em escolas públicas e até particulares, crianças surdas que estão há anos freqüentando estas escolas e não conseguem adquirir nem a modalidade oral nem a modalidade escrita da língua portuguesa, pois o atendimento ainda é muito precário.

A história da educação de surdos nos mostra que a língua oral não dá conta de todas as necessidades da comunidade surda. No momento em que a língua de sinais passou a ser mais difundida, os surdos tiveram maiores condições de desenvolvimento intelectual, profissional e social.

Ao colocar o aprendizado da língua oral como o objetivo principal na educação dos surdos, muitos outros aspectos importantes para o desenvolvimento infantil são deixados de lado. Apenas profissionais que igualam o conceito de língua oral com o conceito de linguagem podem acreditar que os anos em que a criança surda sofre atraso de linguagem e bloqueio de comunicação (o que é inevitável quando lhe oferecem apenas a língua oral como recurso comunicativo) não prejudicam o seu desenvolvimento. Se, ao contrário, utilizarmos um conceito mais amplo de linguagem e se analisarmos sua importância na constituição do indivíduo, como ferramenta do pensamento e como a forma mais eficaz de transmitir informações e cultura, perceberemos que somente aprender a falar (oralizar) por meio de um processo que leva tantos anos é muito pouco em relação às necessidades que a criança surda, como qualquer outra criança, tem.

COMUNICAÇÃO TOTAL

A filosofia da comunicação total tem como principal preocupação os processos comunicativos entre surdos e surdos e entre surdos e ouvintes. Esta filosofia também se preocupa com a aprendizagem da língua oral pela criança surda, mas acredita que os aspectos cognitivos, emocionais e sociais não devem ser deixados de lado em prol do aprendizado exclusivo da língua oral. Por este motivo, essa filosofia defende a utilização de recursos espaço-viso-manuais como facilitadores da comunicação.

Os profissionais que seguem a Comunicação Total percebem o surdo de forma diferente dos oralistas: ele não é visto apenas como um portador de uma patologia de ordem médica, que deveria ser eliminada, mas sim como uma pessoa, e a surdez como uma marca que repercute nas relações sociais e no desenvolvimento afetivo e cognitivo dessa pessoa (Ciccone, 1990).

Na edição de *Comunicação Total* do Centro Internacional de la Sordera in Nogueira (1994, p. 32) são explicitados os seguintes princípios orientadores da Comunicação Total:

> Todas as pessoas surdas são únicas e têm diferenças individuais iguais aos ouvintes.
> Os programas educacionais efetivos deveriam ser individualizados para satisfazer às necessidades, os interesses e as habilidades do surdo.
> As habilidades para comunicar vão ser diferentes para cada pessoa.
> Menos de 50% dos sons da fala podem ser observados e entendidos quando se lê os lábios.
> Não há estudos que comprovem que uma criança surda não pode desenvolver suas habilidades orais.
> As crianças surdas inventam sinais em suas primeiras tentativas de comunicar-se em casa e na escola.
> A comunicação oral exclusiva não é adequada para satisfazer as muitas necessidades das crianças surdas.
> Em um ambiente de Comunicação Total sempre existe a segurança do que se está dizendo. Um sistema de dupla informação ou interação sempre existe.
> As crianças que podem desenvolver as habilidades de aprendizagem e comunicação oral estarão motivadas. As que não têm esta habilidade desenvolvem outras formas de comunicação.
> Os estudos desde 1960 claramente indicam que a criança que cresce em um ambiente de Comunicação Total demonstra mais habilidade para comunicar-se e tem mais êxito na escola.

A Comunicação Total, em oposição ao Oralismo, acredita que somente o aprendizado da língua oralizável não assegura pleno desenvolvimento da criança surda.

Ciccone (1990) afirma que muitas crianças que foram expostas sistematicamente a modalidade oral de uma língua, antes dos três anos de idade, conseguiram aprender esta língua de forma satisfatória, porém, no desenvolvimento cognitivo, social e emocional não foram tão bem-sucedidas.

Uma das grandes diferenças entre a Comunicação Total e as outras filosofias educacionais é o fato de a Comunicação Total defender a utilização de qualquer recurso lingüístico, seja a língua de sinais, a linguagem oral ou códigos manuais, para facilitar a comunicação com as pessoas surdas. A Comunicação Total, como o próprio nome diz, privilegia a comunicação e a interação e não apenas a língua (ou línguas). O aprendizado de uma língua não é o objetivo maior da Comunicação Total. Outra característica importante é o fato de esta filosofia valorizar bastante a família da criança surda, no sentido de acreditar que à família cabe o papel de compartilhar seus valores e significados, formando, em conjunto com a criança, pela comunicação, sua subjetividade.

Nos Estados Unidos surgiram diversos códigos manuais, diferentes da língua de sinais, com o objetivo de facilitar a comunicação entre surdos e ouvintes e também para facilitar o processo de aquisição da linguagem de crianças surdas. São eles: Mannually Coded English (MCE), Simultaneos Communication (Sim ou SC). Signed English, Sign English, Manual English, English Ssigning, Pidgin Sign English (PSE), Ameslish, Siglish.[8]

No Brasil, além da Língua Brasileira de Sinais (Libras), a Comunicação Total utiliza ainda a datilologia, também chamada de alfabeto manual (representação manual das letras do alfabeto), o *cued-speech* (sinais manuais que representam os sons da língua portuguesa), o português sinalizado (língua artificial que utiliza o léxico da língua de sinais com a estrutura sintática do português e alguns sinais inventados, para representar estruturas gramaticais do português que não existem na língua de sinais) e o *pidgin* (sim-

---

8. Estes códigos submetem de diversas maneiras o léxico da American Sign Language (ASL), a estrutura gramatical da língua inglesa.

plificação da gramática de duas línguas em contato, no caso, o português e a língua de sinais).

A Comunicação Total recomenda o uso simultâneo destes códigos manuais (que têm como objetivo representar de forma espaço-viso-manual uma língua oral) com a língua oral. Esta comunicação simultânea é possível pelo fato de estes códigos manuais obedecerem à estrutura gramatical da língua oral, ao contrário das línguas de sinais, que possuem estruturas próprias. A Comunicação Total denomina esta forma de comunicação de bimodalismo e é um dos recursos utilizados no processo de aquisição da linguagem pela criança e na facilitação da comunicação entre surdos e ouvintes. A língua de sinais não pode ser utilizada simultaneamente com o português, pois não temos capacidade neurológica de processar simultaneamente duas línguas com estruturas diferentes.

Ciccone afirma ser importante a preservação da língua de sinais,

> porém, como educadores, quando nos deparamos com espaços básicos de simbolização interditados em razão da diferença, temos julgado de prioritária importância a urgência de alternativas capazes de impedir que familiares corram um sério risco de apenas serem meros observadores no decurso histórico do 'des-envolvimento' de seus filhos... não nos importando julgar modos, ou formas, temos endossado a prática de jogos simbólicos, que prestem como matrizes de significações, quer para palavras sinalizadas, quer para palavras oralizadas. (p. 77)

A Comunicação Total acredita que o bimodalismo pode minimizar o bloqueio de comunicação que geralmente a criança surda vivencia, evitando assim suas conseqüências para o desenvolvimento da criança e possibilitando aos pais ocuparem seus papéis de principais interlocutores de seus filhos. A Comunicação Total acredita que cabe à família decidir qual a forma de educação que seu filho terá. Esta decisão não cabe ao profissional que lida com a criança.

Ciccone, criticando a filosofia bilíngüe, que será vista a seguir, afirma que os profissionais não devem impor aos pais que falem com seus filhos utilizando apenas o português e a língua de sinais separadamente. A autora compara esta postura com a postura adotada pelo Oralismo, no sentido de não aceitar a diferença. No caso do Oralismo, o objetivo é igualar a criança surda ao padrão ouvinte, e no caso do bilingüismo procura-se igualar a família ouvinte ao padrão surdo. As duas filosofias tentam igualar a família ouvinte e a criança surda. A Comunicação Total, ao contrário, aceita e convive com a diferença, procurando aproximar e facilitar a comunicação entre a criança surda e sua família ouvinte.

No Brasil, atualmente a Comunicação Total é adotada em algumas clínicas e escolas. A escola Concórdia, em Porto Alegre, e algumas turmas do Instituto Nacional de Educação de Surdos (Ines), são exemplos da aplicação prática da filosofia da Comunicação Total. A Comunicação Total demonstra uma eficácia maior em relação ao Oralismo, já que leva em consideração aspectos importantes do desenvolvimento infantil e ressalta o papel fundamental dos pais ouvintes na educação de seus filhos surdos.

A língua de sinais, no entanto, não é utilizada de forma plena, como poderia ser. A Comunicação Total não privilegia o fato de esta língua ser natural (surgiu de forma espontânea na comunidade surda) e carregar uma cultura própria, e cria recursos artificiais para facilitar a comunicação e a educação dos surdos, que podem provocar uma dificuldade de comunicação entre surdos que dominam códigos diferentes da língua de sinais.

BILINGÜISMO

O bilingüismo tem como pressuposto básico que o surdo deve ser bilíngüe, ou seja, deve adquirir como língua materna a língua de sinais, que é considerada a língua natural dos surdos e, como segunda língua, a língua oficial de seu país.

Os autores ligados ao bilingüismo percebem o surdo de forma bastante diferentes dos autores oralistas e da Comunicação Total. Para os bilingüistas, o surdo não precisa almejar uma vida semelhante ao ouvinte, podendo aceitar e assumir sua surdez.

O conceito mais importante que a filosofia bilíngüe traz é de que os surdos formam uma comunidade, com cultura e língua próprias. A noção de que o surdo deve, a todo custo, tentar aprender a modalidade oral da língua para poder se aproximar o máximo possível do padrão de normalidade é rejeitada por esta filosofia. Isto não significa que a aprendizagem da língua oral não seja importante para o surdo, ao contrário, este aprendizado é bastante desejado, mas não é percebido como o único objetivo educacional do surdo nem como uma possibilidade de minimizar as diferenças causadas pela surdez.

Sacks (1989), respeitando a nomenclatura da comunidade surda americana, utiliza o termo Surdez (com S maiúsculo) para designar um grupo lingüístico e cultural e o termo surdez (com s minúsculo) para designar uma condição física, a falta de audição.

A questão principal para o bilingüismo é a Surdez e não a surdez, ou seja, os estudos se preocupam em entender o Surdo, suas particularidades, sua língua (a língua de sinais), sua cultura e a forma singular de pensar, agir etc. e não apenas os aspectos biológicos ligados à surdez.

Atualmente, o bilingüismo está ocupando um grande espaço no cenário científico mundial. Nos EUA, Canadá, Suécia, Venezuela, Israel, entre outros países, existem diversas universidades pesquisando a Surdez e a língua de sinais sob a óptica da filosofia bilíngüe.

Não existe uma unanimidade entre profissionais bilingüistas, em relação às teorias psicológicas e lingüísticas adotadas. Existem diversas pesquisas baseadas no Gerativismo (Chomsky) e também diversas pesquisas baseadas no sociointeracionismo (principalmente Vygotsky).

Nas questões educacionais também os profissionais não são unânimes, existem diversas maneiras de aplicar o bilingüismo em escolas e clínicas especializadas.

Há, no entanto, duas maneiras distintas de definição da filosofia bilíngüe. A primeira acredita que a criança surda deve adquirir a língua de sinais e a modalidade oral da língua de seu país, sendo que posteriormente a criança deverá ser alfabetizada na língua oficial de seu país.

Entretanto, autores como Sanches (1993) acreditam ser necessário para o surdo adquirir a língua de sinais e a língua oficial de seu país apenas na modalidade escrita e não na oral.

Em relação à aquisição da linguagem, o bilingüismo afirma que a criança surda deve adquirir, como língua materna, a língua de sinais. Esta aquisição deve ocorrer, preferencialmente, pelo convívio da criança surda com outros surdos mais velhos, que dominem a língua de sinais.

É sabido que mais de 90% dos surdos têm família ouvinte. Para que a criança tenha sucesso na aquisição da língua de sinais, é necessário que a família também aprenda esta língua para que assim a criança possa utilizá-la para comunicar-se em casa.

A língua oral, que geralmente é a língua da família da criança surda, seria a segunda língua desta criança. A criança surda necessita de um atendimento específico para poder aprender esta língua. Este aprendizado, ao contrário da língua de sinais, é muito lento, haja vista as dificuldades de um surdo em aprender uma língua oral, já que envolve recursos orais e auditivos, bloqueados por sua perda auditiva.

Diversos autores acreditam que a língua oral, apesar de extremamente necessária para a vida do surdo, nunca será perfeitamente dominada por ele e esta será sempre uma língua estranha, não servindo a todas as necessidades do indivíduo e não podendo, portanto, ser a língua materna da criança surda.

Rocha-Coutinho (1986) considera, a este respeito, que:

> Um deficiente auditivo não pode adquirir uma língua falada como língua nativa porque ele não tem acesso a um sistema de monitoria que forneça um *feedback* constante para a sua fala. A língua falada sempre será um fenômeno estranho para o deficiente auditivo, nunca algo natural. Os deficientes auditivos, provavelmente experimentam um grau considerável de ansiedade ao usar a língua oral porque eles não têm nenhuma forma de controlar a propriedade técnica e social da sua fala, exceto através de movimentos labiais e da reação das pessoas a sua fala. O deficiente auditivo apesar de contar com expressões faciais

e movimentos corporais, não possui uma das fontes de informação mais rica da língua oral: monitorar sua própria fala e elaborar sutilezas através da entonação, volume de voz, hesitação, assim como extrair da produção de seu interlocutor sutilezas através da entonação, volume de voz, etc. (pp. 79-80)

A língua de sinais seria a única língua que o surdo poderia dominar plenamente e que serviria para todas as suas necessidades de comunicação e cognitivas.

Brito (1993) afirma que, se a criança surda não for exposta à língua de sinais desde seus primeiros anos de vida sofrerá várias conseqüências. São elas:

> a) Este (o surdo) perde a oportunidade de usar a linguagem, senão o mais importante, pelo menos um dos principais instrumentos para a solução de tarefas que se lhe apresentam no desenvolvimento da ação inteligente;
> b) o surdo não há de recorrer ao planejamento para a solução de problemas;
> c) não supera a ação impulsiva;
> d) não adquire independência da situação visual concreta;
> e) não controla seu próprio comportamento e o ambiente;
> f) não se socializa adequadamente. (p. 41)

No Brasil existe um hiato entre a quantidade de pesquisas sobre o bilingüismo e a língua de sinais que vem sendo realizadas e a utilização do bilingüismo que, na prática, ainda não foi implantado. São raros os programas televisivos em língua de sinais, não temos intérpretes em locais necessários como hospitais, repartições públicas etc. e a língua de sinais ainda não é reconhecida oficialmente como uma língua no Brasil.

Em relação à educação pública, é muito raro encontrarmos escolas que utilizem a língua de sinais em sala de aula. O que ocorre em muitos casos é que os alunos conversam entre si pela língua de sinais, mas as aulas são ministradas em português, por professores ouvintes que não dominam a Libras, o que praticamente impossibilita a compreensão por parte dos alunos. Mas a pior realidade é que grande parte dos surdos brasileiros e seus familiares nem sequer conhecem a língua de sinais. Muitas crianças, adolescentes e até adultos surdos não participam da comunidade surda, não utilizam a língua de sinais e também não dominam a língua oral.

Em relação às três filosofias educacionais, podemos perceber que elas defendem aspectos diferentes em relação à aquisição da linguagem pela criança surda. A visão que estas filosofias tem em relação à linguagem e sua importância para o desenvolvimento infantil são divergentes, mas estas divergências não são claramente explicitadas. A maior parte da bibliografia relacionada à aquisição da linguagem pelos surdos não se aprofunda nas questões teóricas, mas somente nas questões práticas do atendimento à criança surda, o que prejudica bastante os estudos nesta área.

Para fazer uma análise crítica dessas filosofias, deve-se fazê-la com base em pressupostos teóricos bem definidos. Não é possível analisar as conseqüências que cada filosofia provoca no desenvolvimento das crianças surdas sem conhecer, a princípio, uma teoria que trate da linguagem e de sua importância no desenvolvimento global da criança.

No sentido de elaborar um embasamento teórico adequado, será desenvolvido a seguir um estudo sobre a teoria sociointeracionista e suas correlações com a surdez e as conseqüências do atraso de linguagem, para que posteriormente seja possível analisar criticamente as filosofias educacionais para surdos à luz da teoria sociointeracionista.

Capítulo 3

Sociointeracionismo e Surdez

Os pesquisadores e estudiosos da área da surdez concordam que os surdos passam por diversas dificuldades no decorrer de suas vidas. Alguns autores ligados à filosofia oralista, como Couto e Ponce, consideram que estas dificuldades estão centradas quase que exclusivamente na dificuldade do surdo em adquirir a língua oral e, assim, todos os esforços devem ser feitos no sentido de estimular ao máximo o aprendizado desta língua.

No entanto, diversos autores, como Ciccone, Brito, Reis, Fernandes, afirmam que a criança surda, ao sofrer atraso de linguagem, mesmo que aprenda uma língua tardiamente, terá sempre como conseqüência deste atraso problemas emocionais, sociais e cognitivos. Pode-se dizer que esta afirmação já se tornou comum na área da surdez, mas ainda não foi abordada sistematicamente como deveria.

Ao considerar que o atraso de linguagem causa danos sociais, emocionais e cognitivos, estes autores, explícita ou implicitamente, mostram que estão utilizando um conceito de linguagem mais amplo, que abrange além da função comunicativa também a função de organização do pensamento, assumindo um papel essencial para o desenvolvimento cognitivo. Caso contrário, o atraso de linguagem não provocaria danos além das dificuldades comunicativas.

Uma abordagem que estuda a linguagem sob a óptica social e que reflete sobre a sua influência no desenvolvimento cognitivo do indivíduo é a psicologia sociointeracionista, representada principalmente por autores da ex-União Soviética, como Vygotsky e seus discípulos Luria, Leontiev e Yudovich e também o sociolingüista Bakhtin.

No decorrer deste capítulo será descrita a psicologia sociointeracionista, enfocando principalmente questões relacionadas à aquisição da linguagem. Concomitantemente à exposição das idéias desta teoria será feita uma análise das conseqüências cognitivas, sociais e emocionais sofridas pelas crianças surdas em decorrência sobretudo do atraso de linguagem.

Vygotsky desenvolveu seus trabalhos entre os anos de 1926 e 1936, tendo como pretensão a criação de uma psicologia marxista. Ele se opôs às duas correntes vigentes na época: o behaviorismo, que não considerava os aspectos da consciência humana, mas apenas as funções mentais inferiores, e o idealismo, que tinha como metodologia a introspecção e limitava-se a descrever os fenômenos psíquicos sem explicá-los. O autor baseou-se em estudos sobre a relação entre pensamento e linguagem e percebeu que deveria estudar estas funções em suas origens. Assim, iniciou pesquisas em crianças em fase de desenvolvimento. Suas pesquisas contribuíram enormemente para o estudo teórico sobre a aquisição da linguagem sob a óptica social e também para a principal reflexão desta obra: dissertação, o estudo de crianças que sofrem atraso de linguagem.

Além das relações entre pensamento e linguagem, Vygotsky e seus seguidores estudaram as questões sobre o significado e sentido das palavras, a aquisição da linguagem, a formação de conceitos, a relação entre desenvolvimento e aprendizagem, o processo das brincadeiras nas crianças, e também o desenvolvimento de crianças deficientes, inclusive crianças surdas, sempre levando em consideração a influência da situação socioeconômica sobre o indivíduo.

Bakhtin se opôs às duas correntes lingüístico-ideológicas vigentes, o objetivismo abstrato e o subjetivismo idealista, e criou uma teoria acerca da linguagem e de sua influência na consciência humana de valor inestimável. Apesar de não estudar diretamente as crianças, como fez Vygotsky, seus estudos são de grande relevância para o estudo do atraso de linguagem, pois nos traz uma clara noção da relação dialética indissolúvel (usando suas próprias palavras) entre a ideologia e o psiquismo, ou seja, ele mostra o quanto o indivíduo é formado valendo-se do contexto social (ideológico) no qual está inserido. O autor explicita também o papel do meio social e da língua e a importância das interações verbais e do diálogo na constituição da consciência humana. Aborda também as diferenças culturais que são refletidas nas línguas e o poder que estas podem exercer no sentido até de exploração sobre indivíduos de classe socioeconômicas mais baixas. Por fim, o autor aborda as noções de tema e significação e explica a necessidade de estudar os aspectos lingüísticos baseado em diálogos em seu contexto social, pois somente no contexto social as palavras ganham um sentido.

Estas noções de Bakhtin nos levam a questões extremamente complexas no estudo da aquisição da linguagem de crianças surdas, modificando uma visão mais estática de língua, isolada de seu contexto social, que ainda é muito utilizada no estudo da surdez.

CONSCIÊNCIA E IDEOLOGIA

Bakhtin, criticando o subjetivismo-idealista, aponta que o objeto de estudo deste é o ato da fala, visto como criação individual, análoga à criação artística, ou seja, aquilo que é produzido individualmente pelo falante. As leis desta teoria seguem as leis da psicologia individual. O autor destaca Wilhelm Humboldt como um dos representantes mais notórios desta corrente.

As idéias da filosofia oralista deixam transparecer em alguns momentos esta visão de língua, já que desconsideram a importância das relações interpessoais e do contexto social no trabalho de aquisição da linguagem de crianças surdas.

Bakhtin demonstra seu pensamento contrário ao subjetivismo idealista com estas palavras: "a consciência humana não só nada pode explicar, mas, ao contrário, deve ela própria ser explicada a partir do meio ideológico e social" (Bakhtin; 1990, p. 35).

O objeto de estudo nas pesquisas sobre aquisição da linguagem deve, então, ser deslocado do interior da criança surda para suas relações interpessoais e para o meio social da qual esta participa.

Em relação ao objetivismo-abstrato, o autor cita Ferdinand de Saussure como o principal representante dessa corrente e diz que seu objeto de estudo centra-se no sistema lingüístico, ou seja, nos sistemas fonético, gramatical e lexical da língua. O principal interesse desta linha são as regras normativas, aquilo que sempre se repete na enunciação dos falantes e que portanto é social e previamente determinado pela sociedade e não individual.

A noção de social para Saussure difere da de Vygotsky e Bakhtin. Para Saussure, a língua é formada pela comunidade e o indivíduo não pode modificá-la, deve apenas aceitá-la e utilizá-la. A língua é definida como um sistema que possui elementos significativos inter-relacionados. Este autor estudou a língua e a considerou o objeto de estudo da lingüística, independente de seus falantes, pois a considerava como um sistema fechado em si mesmo, que deveria ser analisado com base nas oposições entre seus elementos constitutivos. A fala, considerada como o aspecto individual da linguagem, com características próprias dos falantes, não foi abordada pelo autor, tão pouco as relações dialógicas. A questão social então, para Saussure, refere-se ao uso em comum, por toda a sociedade, de elementos lingüísticos criados ao longo das gerações por esta comunidade, que se apresentam prontos para cada novo membro desta sociedade.

Percebe-se também que o objetivismo-abstrato minimiza a necessidade das relações interpessoais e do contexto social, pois não leva em consideração que o sentido das palavras depende da situação contextual. Se utilizássemos esta corrente como embasamento para a pesquisa sobre aquisição da linguagem de crianças surdas, acreditaríamos que ela poderá adquirir o domínio da língua portuguesa de acordo com as regras gramaticais desta, o que não acontece na realidade com os ouvintes. Na verdade, para o falante de uma língua, sua gramática é percebida apenas de forma inconsciente, o que é importante para o falante é o conteúdo, o que é dito. Seria, então, bastante errôneo basear a aquisição da linguagem das crianças surdas apenas nas regras gramaticais.

Pode-se perceber que as duas correntes citadas (objetivismo-abstrato e subjetivismo-idealista) centram-se em objetos de estudos diferentes, o individual e o social, ambas, na opinião de Bakhtin, seguindo a razão monológica, ou seja, não procurando suas inter-relações. Bakhtin, ao contrário, partiu da razão dialógica, procurando a relação entre o psiquismo que é individual e a ideologia que é social, concluindo que elas são inseparáveis. Na origem do desenvolvimento do indivíduo, a ideologia é internalizada construindo sua consciência individual. O indivíduo, por sua vez, atua na sociedade com suas marcas individuais, mas, em última análise, estas marcas também têm sua origem no meio social.

Com estas afirmações, Bakhtin rompe a clássica díade indivíduo/social. Estes dois conceitos estão tão entrelaçados em sua origem e tão interdependentes que a visão de oposição torna-se impossível. O indivíduo se constitui com base em suas relações sociais, utilizando para tal a linguagem, os signos. A partir daí, o indivíduo utiliza os signos tanto para comunicar-se, no diálogo, como para pensar (diálogo interior). Por sua vez, os indivíduos em conjunto modificam o meio social do qual participam, pois são sujeitos ativos. Esta é uma relação de mútua dependência. Sem o meio social não há consciência individual e sem os indivíduos não há sociedade.

O meio social e o momento histórico determinam a língua$_b$ – sistema semiótico criado e produzido no contexto social e dialógico, servindo como elo de ligação entre o psiquismo e a ideologia – e são por esta refletidos, ou seja, a língua$_b$ reflete e revela as características sócio-históricas de sua comunidade. Atualmente falamos sobre tecnologia, computadores, ecologia, entre outros temas. Estes conceitos só são criados na medida em que a situação sócio-histórica os torna necessários. No início do século, não se falava em ecologia pois não havia as ameaças ao ecossistema que existem atualmente em decorrência da poluição, desmatamento etc.

As diferentes sociedades criam especificidades lingüísticas diferentes, de acordo com suas necessidades. Temos exemplos clássicos como: os índios que vivem na selva e nomeiam a cor verde de diversos nomes, dependendo da tonalidade das plantas. Os esquimós que possuem diversas palavras para denominar a cor branca da água em estado sólido.

A realidade sócio-histórica e a língua$_b$ que é por esta determinada consistem a consciência individual. Por exemplo, crianças brasileiras das classes média ou alta percebem o computador e outros avanços tecnológicos com total naturalidade, como se estes fossem necessários e indispensáveis para suas vidas. A maneira de falar, de ser, o valor que estas crianças atribuem às palavras, enfim toda a subjetividade, são totalmente determinadas pelo momento sóciohistórico em que estas se desenvolvem.

A ideologia (valores sociais) e o psiquismo (características singulares do indivíduo) são inseparáveis, e os signos agem como mediadores dessa relação, já que não é a realidade material que é internalizada pelo homem e sim suas simbolizações, o material semiótico.

Bakhtin atribui tal importância à linguagem e à função semiótica que chega a afirmar que sem o signo não há consciência. É com base nos signos que ocorrem as relações sociais e que se constitui a consciência. O autor diz:

> Os signos só emergem, decididamente, do processo de interação entre uma consciência individual e outra. E a própria consciência individual está repleta de signos. A consciência só se torna consciência quando se impregna de conteúdo ideológico (semiótico) e, conseqüentemente, somente no processo de interação verbal. (1990, p. 34)

Este tipo de afirmação nos leva novamente à questão da surdez e do atraso de linguagem. Podemos nos perguntar como ocorre o desenvolvimento da consciência nos surdos que não têm acesso à língua de sua comunidade, já que, segundo Bakhtin, os signos são essenciais para a constituição da consciência.

Para completar nosso questionamento podemos refletir também sobre outra citação de Bakhtin:

> Todo fenômeno que funciona como signo ideológico tem uma encarnação material, seja como som, massa física, cor, movimento do corpo ou outra coisa qualquer. (1990, p. 33)

Com isso, pode-se entender que não é apenas a fala oral ou a língua auditiva-oral o único meio de utilização dos signos. Qualquer meio, seja visual, auditivo ou outro, pode servir com igual eficácia como meio de utilização dos signos. Se isto é verdade, como se acredita neste trabalho, o surdo não deveria ter tantos problemas como apresenta, já que não tem impedimentos físicos para adquirir a linguagem (língua$_b$).

A resposta para essa questão deve ser procurada, como nos mostra Bakhtin, no meio social e não no próprio indivíduo surdo ou na sua impossibilidade de ouvir. Este indivíduo não é responsável por todas as suas dificuldades, ao contrário, ele possui as capacidades orgânicas necessárias para constituir-se enquanto um indivíduo no sentido social dessa palavra.

Essa constituição não ocorre facilmente porque a sociedade, num passado recente, proibiu o surdo de utilizar a língua de sinais, e com isto tentou dilacerar, além de uma língua, uma cultura própria. Atualmente, mesmo os surdos que já não sofrem esta proibição, ainda não têm, em sua maioria, acesso a um grupo social que utilize esta língua, ficando assim marginalizados por questões sociais e não individuais ou biológicas.

Partindo, então, da nossa realidade atual, podemos estudar e agir a favor da comunidade de surdos, no sentido de entender e estimular a língua de sinais. Muitos estudiosos e também os próprios surdos estão empenhados em ensinar e divulgar esta língua. Já foram realizadas descrições das línguas de sinais em vários países. No Brasil existem diversas pesquisas sobre a Língua Brasileira de Sinais (Libras).

Para realizar pesquisas sobre esta língua é necessário contextualizá-la, compreender todos os valores que esta carrega, entender as limitações que os surdos foram obrigados a enfrentar e que a história desta comunidade é uma história muito particular, formada de preconceitos, marginalização e proibições, como foi visto no Capítulo 2.

A Libras e a comunidade que a utiliza trazem nela marcas específicas. Bakhtin diz que o conteúdo e a forma do signo ideológico estão indissoluvelmente ligados. As línguas de sinais apresentam características bastante próprias, além do conteúdo e da situação sócio-histórica, devido ao fato de ser uma língua espaço-viso-manual e utilizar aspectos espaciais diferentes das línguas orais.

As características de um falante de Libras e um falante de língua portuguesa são bastante diferentes. Uma questão que começa a ser discutida atualmente é a questão da cultura dos surdos, ou seja, se o surdo, que vive no Brasil e fala a Libras, tem uma cultura diferente da cultura brasileira. Esta questão é muito complexa e não pode ser igualada totalmente, mas apenas em nível comparativo, aos casos de imigrantes que moram no Brasil, dominam duas línguas e geralmente se tornam indivíduos biculturais.

O caso dos surdos é bastante diferente. Mesmo tendo uma família ouvinte e se submetendo ao tratamento fonoaudiológico para a aquisição da língua portuguesa, eles demoram bastante para alcançar um sucesso relativo nesta aquisição – em torno de 10 anos – e, além desta demora, este aprendizado nunca se dá de forma exclusivamente natural, ou seja, por meio do diálogo espontâneo, pois há sempre a necessidade de utilização de técnicas específicas. No entanto, a Libras pode ser rápida e naturalmente adquirida em contextos naturais.

Seguindo então as idéias de Bakhtin, provavelmente a criança surda que for exposta às duas línguas (o que ainda não é a realidade do Brasil) sofrerá maior influência da Libras na constituição de sua consciência social, sendo que o português e o convívio com a sociedade brasileira à qual pertence certamente também exercerão influência na constituição de sua subjetividade.

Contudo, se pensarmos no caso dos surdos que não têm acesso a língua alguma, percebemos que a situação é de grande gravidade, que estes indivíduos são privados de compartilhar as informações mais óbvias de uma comunidade e, sem um instrumento lingüístico acessível, sofrem enormes dificuldades na constituição de sua própria consciência, ou seja, não se constituem com base nas características culturais de sua comunidade e com isso desenvolvem uma maneira de ser e pensar muito diferente dos indivíduos falantes.

> É preciso insistir sobre o fato de que não somente a atividade mental é expressa exteriormente com a ajuda do signo (assim como nos expressamos para os outros por palavras, mímica ou qualquer outro meio), mas, ainda, que para o indivíduo ela só existe sob a forma de signos. Fora deste material semiótico, a atividade interior, enquanto tal, não existe. (Bakhtin; 1990, p. 51)

A noção de Bakhtin a respeito da determinação do meio social, ideológico, pela utilização de signos para a formação da consciência, nos dá a clara noção da real dificuldade que os surdos, sem acesso a uma língua$_b$, sofrem.

A seguir serão descritos os estudos realizados por Vygotsky sobre as relações entre pensamento e linguagem e perceber-se-á que estes dois autores, em vários pontos, dividem as mesmas opiniões.

PENSAMENTO E LINGUAGEM

As teorias referentes à relação entre pensamento e linguagem na década de 1920 e 1930 foram criticadas por Vygotsky, pois estas ou concebiam o pensamento e a linguagem como iguais ou os tratavam como independentes, sem relação alguma. Por um lado, psicólogos e reflexologistas americanos consideravam o pensamento como um reflexo inibido em seu ato motor, ou seja, pensamento e linguagem seriam uma mesma função. No outro extremo considerava-se o pensamento e a linguagem como independentes e puros, o que também impossibilitaria qualquer análise da interação entre estes.

Vygotsky conclui então que os métodos de análise da relação entre pensamento e linguagem estavam errados e propôs que o estudo da relação entre essas funções fosse feito por sua unidade comum, tomando como conceito de unidade o produto de análise que, ao contrário dos elementos, conserva todas as propriedades básicas do todo, não podendo ser dividido sem que as perca.

Conduzindo o estudo do pensamento e da linguagem por sua unidade, não há risco de dividir sua estrutura a ponto de perder a noção de seu real funcionamento, evitando assim uma visão reducionista destas funções e de suas relações.

Vygotsky encontrou no significado da palavra a unidade pertencente tanto ao pensamento quanto à linguagem. É no significado da palavra que o pensamento e a linguagem se unem e formam o pensamento lingüístico.

> O significado da palavra é um fenômeno de pensamento apenas na medida em que o pensamento ganha corpo por meio da fala, e só é um fenômeno da fala na medida em que esta é ligada ao pensamento, sendo iluminada por ele. É um fenômeno do pensamento verbal, ou da fala significativa, uma união da palavra e do pensamento. (1989b, p. 104)

A linguagem possui, além da função comunicativa, a função de constituir o pensamento. O processo pelo qual a criança adquire a linguagem, segundo Vygotsky, segue o sentido do exterior para o interior, do meio social para o indivíduo. Esta visão é compartilhada por Bakhtin, que afirma ser a linguagem, os signos, os mediadores entre a ideologia e a consciência.

> O pensamento não é simplesmente expresso em palavras, é por meio delas que ele passa a existir. (1989, p. 108)

Esta afirmação tem grande relevância para o estudo do desenvolvimento da criança, marcando a importância das relações sociais e lingüísticas na constituição do indivíduo e apontando o meio social como o foco de análise nos casos de atraso de linguagem em crianças.

Trazendo estas afirmações para a problemática do surdo, percebe-se que os problemas comunicativos e cognitivos da criança surda não têm origem na criança e sim no meio social em que ela está inserida, que freqüentemente não é adequado, ou seja, não utiliza uma língua que esta criança tenha condições de adquirir de forma espontânea, a língua de sinais.

Vygotsky diz que existem duas linhas de desenvolvimento do pensamento, uma natural, biológica, e outra sócio-histórica. O autor não determina detalhadamente qual a importância da linha natural para o desenvolvimento, afirmando que esta é substituída pela linha sócio-histórica. Sua teoria se fixa na explicação da determinação do meio social no desenvolvimento do pensamento.

A natureza do próprio desenvolvimento se transforma do biológico para o sócio-histórico. O pensamento verbal não é uma forma de comportamento natural e inato, mas é determinado por um processo histórico cultural e tem propriedades e leis específicas. (1989b, p. 44)

Seguindo então estas idéias, confirmamos a necessidade de analisar e priorizar as questões sociais em detrimento das questões biológicas, já que, apesar de Vygotsky dizer que existem duas linhas de desenvolvimento, a linha natural não exerce um papel relevante ou decisivo na constituição do pensamento.

Pode-se concluir que, para Vygotsky, a relação entre pensamento e linguagem, apesar de independentes em suas origens, é uma relação de interdependência, na qual a linguagem determina, modela a maior parte do pensamento – o pensamento verbal –, sendo então indispensável para o desenvolvimento deste.

A dificuldade ao acesso de uma língua que seja oferecida natural e constantemente leva a criança surda a um tipo de pensamento mais concreto, já que é pelo diálogo e aquisição do sistema conceitual que ela pode-se desvincular cada vez mais do concreto, internalizando conceitos abstratos. A aprendizagem tardia de uma língua, como é o caso de muitos que aprendem a Libras na adolescência ou na fase adulta, não possibilita a reversão total deste quadro.

A gravidade desta situação é melhor percebida quando se sabe que, mesmo em atividades que não exigem a presença da linguagem, o pensamento é totalmente orientado por esta.

Bakhtin diz:

> A palavra acompanha e comenta todo ato ideológico. Os processos de compreensão de todos os fenômenos ideológicos (um quadro, uma peça musical, um ritual ou um comportamento humano) não podem operar sem a participação do discurso interior. Todas as manifestações da criação ideológica – todos os signos não verbais – banham-se no discurso e não podem ser totalmente isoladas nem totalmente separadas dele. (1990, p. 38)

A CRIANÇA SURDA

Esta idéia parece ter sido sempre percebida, pelo menos de forma inconsciente, pela comunidade ouvinte que sempre considerou o surdo como uma pessoa incapaz intelectualmente. Em todas as situações cotidianas, o surdo que não adquire uma língua$_b$ se encontra em dificuldade e não consegue perceber as relações e o contexto mais amplo da atividade em que se encontra, já que para tal seria necessário que seu pensamento fosse orientado pela linguagem. Hoje, sabe-se que estas dificuldades cognitivas são decorrentes do atraso de linguagem, mas a comunidade geral ainda não tem esta compreensão e em muitas situações ainda percebe-se o surdo sendo tratado como um incapaz.

AQUISIÇÃO DA LINGUAGEM E DESENVOLVIMENTO COGNITIVO

No início da vida do bebê o pensamento e a linguagem estão dissociados. Vygotsky denomina estas funções, nesta etapa, de linguagem não intelectual e pensamento não verbal.

O bebê, a princípio, possui apenas reações instintivas. Quando ele chora, balbucia ou tenta apanhar um objeto, sua mãe cria um significado para estes atos. Por exemplo, ao ouvir o bebê chorar a mãe o amamenta, criando o significado de fome para o choro do bebê que era apenas um reflexo desencadeado pela situação fisiológica da fome. Com base nas significações que a mãe confere às ações do bebê, ele começa a compartilhar desses significados, assim, o choro e o balbucio passam a ter uma função comunicativa, bem como as tentativas de apanhar objetos que se transformam no gesto de apontar, com o objetivo de pedir objetos para o adulto. Estas ações tão simples marcam o início do processo mais complexo que o ser humano domina e que possibilita formas de raciocínio extremamente desenvolvidos, a linguagem.

Quando da fala do adulto (e da comunidade em geral) a criança começa a desenvolver sua própria fala. O adulto, além de estimular a comunicação da criança, estimula seu desenvolvimento intelectual, ajudando-a nas tarefas que esta ainda não realiza sozinha. O início do desenvolvimento cognitivo, como pontua Vygotsky, é interpsíquico, ou seja, surge da relação entre o psiquismo do adulto e da criança.

A criança começa a utilizar a fala social, com a função de comunicação, por volta dos dois anos de idade. Esta fala se desenvolve em dois sentidos: em relação ao aumento da complexidade de estruturas lingüísticas utilizadas na comunicação, e em relação a sua internalização, ou seja, a criança passa a substituir a fala do adulto enquanto auxiliar na realização de tarefas, por sua própria fala.

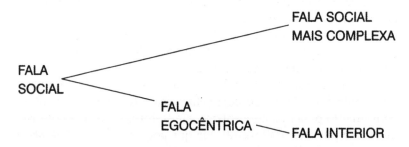

É bastante comum observarmos crianças de dois a seis anos falando sozinhas enquanto brincam. Esta fala é denominada fala egocêntrica, e seu surgimento marca o início da função cogmunicativa da linguagem em nível intrapsíquico. Nesse momento, o pensamento e a linguagem passam a ser interdependentes. A linguagem começa a organizar e orientar o pensamento da criança.

No início da fala egocêntrica sua estrutura é bastante semelhante à da fala social. Com o desenvolvimento esta se diferencia cada vez mais. Sua estrutura gramatical se torna gradativamente diferente, abreviada, já que o interlocutor da criança é ela mesma e, portanto, não existe necessidade de contextualizar o conteúdo do discurso. A fala egocêntrica é predicativa, o sujeito não precisa ser mencionado, pois a criança sabe quem ou a que ela se refere.

Durante a atividade, a criança utiliza a fala egocêntrica. No início, em torno dos três anos de idade, esta se localiza predominantemente no fim da atividade. A ação é dominante e a fala se refere àquilo que já foi feito. Com o desenvolvimento, a fala passa a ocupar o meio da atividade, até anteceder a esta. Nesse momento, a fala passa a exercer uma função planejadora, sendo a ação dirigida pela fala. A criança já pode planejar conscientemente, pela fala, suas próximas ações.

Quanto mais velha a criança, menos ela utiliza a fala egocêntrica, pois esta já está sendo interiorizada. A fala egocêntrica diminui gradativamente, cedendo lugar para a evolução da fala interior. Nesse momento, a criança não precisa mais do auxílio da verbalização para organizar suas atividades, ela planeja as atividades internamente, utilizando o pensamento verbal.

A fala interior tem suas próprias leis gramaticais. Sua sintaxe parece desconexa e incompleta se comparada à fala social. A fala interior é basicamente uma cadeia de significados, de generalizações, sua expressão fonética é secundária. Os indivíduos pensam basicamente por meio de conceitos.

A aquisição da linguagem segue, então, a orientação do exterior para o interior e no seu percurso ela passa a dominar e a orientar o pensamento pela fala egocêntrica, até se tornar a principal forma de pensar por meio da fala interior, que pode ser chamada também de pensamento lingüístico.

Ao se tomar conhecimento dessas idéias, de que a linguagem além de ter a função comunicativa exerce também as funções organizadora e planejadora, ou seja, é o instrumento do pensamento mais importante que o homem possui, percebe-se o quanto a criança surda que sofre atraso de linguagem fica em desvantagem em relação às crianças que adquirem a linguagem naturalmente.

A aquisição da linguagem provoca um padrão de desenvolvimento cognitivo da criança. As funções mentais inferiores, tal como a percepção natural, atenção involuntária e memória natural, com a mediação da linguagem transformam-se em percepção mediada, atenção voluntária e memória mediada entre outros. Enfim, toda a cognição passa a ser determinada pela linguagem, e sendo esta influenciada e moldada pelas características socioeconômicas e culturais, conclui-se que todos esses aspectos influenciam no desenvolvimento cognitivo.

Para comprovar esta teoria, Luria, sob a supervisão de Vygotsky, fez uma pesquisa sobre o desenvolvimento cognitivo no Uzbequistão, Ásia Central, em 1930, época em que a região estava passando por um momento de transição graças à implantação do comunis-

mo. Seu objetivo era analisar qual a importância das condições socioeconômicas sobre o desenvolvimento da percepção, generalização e abstração, dedução e inferência, raciocínio e solução de problemas, imaginação, auto-análise e autoconsciência.
Ele chegou a conclusões muito interessantes. Os grupos de pessoas analfabetas e sem convívio social de trabalho possuíam uma maneira de classificar, generalizar e raciocinar bastante diferente das pessoas alfabetizadas. Eles tinham um pensamento concreto, formado de acordo com situações vivenciadas. Por exemplo, eles classificavam as cores e formas geométricas de acordo com os objetos que utilizavam, não percebendo as figuras geométricas enquanto tal e sim como objetos conhecidos.
A generalização e a abstração também foram feitas de forma diferente pelos analfabetos. Eles não percebiam necessidade em comparar e agrupar objetos em termos abstratos e subordinados a categorias específicas. Em vez disso, lidavam com o agrupamento como se fosse uma tarefa prática e não teórica. Estes sujeitos apresentavam muita dificuldade em interpretar conceitos generalizados, como ferramentas, mobília etc. e de agrupar as palavras que pertencem a estes universos. Eles agrupavam estes objetos de acordo com sua utilização (ex.: madeira, serra, martelo) e não de acordo com a classificação lógico-abstrata.
Em todos os testes, nas áreas já mencionadas, Luria percebeu um predomínio do pensamento concreto, prático, por parte dos analfabetos, em oposição a uma forma de pensamento mais abstrata e lógica por parte dos indivíduos que freqüentaram escolas por pequenos períodos ou trabalhadores que trabalhavam coletivamente, pois as necessidades comunicativas que surgem no planejamento do trabalho exercem impacto explícito sobre o pensamento desses indivíduos.
Esta pesquisa, de muita relevância para a psicologia, mostra a influência e determinação do fator socioeconômico e da linguagem (língua$_b$) no desenvolvimento da consciência humana, e confirma mais uma vez que a consciência não é um dom inato, mas, ao contrário, as condições sócio-históricas e econômicas é que determinam e modelam a forma como a consciência se constitui.
Voltando à questão da criança surda com atraso de linguagem, surgem logo questões em relação aos seus pensamentos se, assim

como os indivíduos pesquisados por Luria, organizam seu pensamento de forma diferente, se há realmente o desenvolvimento das falas egocêntrica e interior, possibilitando o encontro entre pensamento e linguagem e, por fim, se a linguagem assume todas as suas funções, comunicativa, organizadora e planejadora.

As crianças surdas, mesmo as que não são expostas à língua de sinais e não recebem nenhuma forma de tratamento fonoaudiológico para adquirir a língua oral, adquirem alguma forma rudimentar de linguagem, elas simbolizam e conceituam pois convivem socialmente, interagem e se comunicam de alguma forma. A diferença é que, não tendo acesso a uma língua estruturada, a qualidade e a quantidade de informações e assuntos abordados são muito inferiores àqueles que os indivíduos ouvintes, em sua maioria, recebem e trocam. Os surdos, nestas condições, só conseguem expressar e compreender assuntos do aqui e agora. Para falar sobre situações passadas, lugares diferentes e, principalmente, sobre assuntos abstratos é quase impossível – se realmente não o for. Parece, então, que a função planejadora da linguagem não é dominada inteiramente pelos surdos com atraso de linguagem.

Kelman pesquisou a linguagem egocêntrica de crianças surdas que não dominam língua alguma e a comparou com a fala egocêntrica de crianças ouvintes. O termo linguagem egocêntrica foi utilizado em substituição à fala egocêntrica, já que as crianças analisadas não tinham condições de falar uma língua oral ou qualquer outra língua.

As crianças foram filmadas enquanto estavam sozinhas brincando. A autora pôde perceber vários sinais que interpretou como característicos da linguagem egocêntrica, presentes tanto nas crianças surdas quanto nas crianças ouvintes, como: tempo de reação, articulação silenciosa dos lábios, murmúrios, mímica oro-facial e expressões corporais.

Somente as crianças surdas apresentaram vocalizações e apenas as crianças ouvintes apresentaram fala egocêntrica e interjeições, como: tz, pô, ei e outros. A autora considerou que as interjeições são indicativas de processos planificadores e reguladores da atividade mental presentes no momento de sua expressão.

Com estes dados, pode-se concluir que a criança surda, que cria em conjunto com sua família alguns signos, os utiliza para a organização de seu pensamento. Ou seja, a linguagem rudimentar que toda criança surda desenvolve pelas interações sociais é utilizada não só para a comunicação, mas também para a organização de seu pensamento. O que não podemos concluir é se a criança surda utiliza a linguagem egocêntrica para planejar ações futuras, ou seja, se a linguagem egocêntrica poderia anteceder à ação em vez de apenas acompanhá-la, exercendo a função planejadora da linguagem.

Podemos considerar, então, que a criança surda possui a fala egocêntrica na mesma proporção que desenvolve sua fala social, em outras palavras, o instrumental lingüístico que a criança surda domina socialmente será utilizado também para pensar, mas se a criança não se desvincula do ambiente concreto ela não terá condições favoráveis de desenvolver as funções organizadora e planejadora da linguagem satisfatoriamente. A atenção, memória, auto-imagem por exemplo, nestas crianças, formam-se de maneira bastante diferente das crianças ouvintes.

No Capítulo 5 poderão ser observadas algumas características de uma criança surda com atraso de linguagem. Os dados não terão um caráter conclusivo, pois se trata apenas de um exemplo, de uma criança. Pode-se apenas considerar que a maioria das crianças surdas que têm atraso de linguagem tem menos elementos para desenvolver a fala egocêntrica e interior. Estes elementos não se referem somente à quantidade de vocábulos que a criança domina e sim ao grau de generalidade que as palavras assumem.

Para uma melhor análise sobre as questões referentes à generalização, serão abordadas a seguir as idéias de Vygotsky sobre significado e sentido e a formação de conceitos.

SIGNIFICADO E SENTIDO – SIGNIFICAÇÃO E TEMA

Vygotsky, reportando-se à teoria de Saussure, discordou de suas idéias quanto à imutabilidade do signo lingüístico. Para Vygotsky, o significado das palavras está constantemente em mutação no decorrer do desenvolvimento infantil, ou seja, um significante não tem um significado estável para todas as pessoas de uma comunidade lingüística nem para o próprio indivíduo no decorrer do seu desenvolvimento.

Esta noção sobre o signo lingüístico é de extrema importância para o estudo de aquisição da linguagem, pois mostra que a linguagem do indivíduo está em constante mutação e evolução, e que a aquisição de itens lexicais e das regras gramaticais não determina o término da aquisição da linguagem pela criança, ao contrário, este é o ponto de partida, a partir do qual ocorrem diversas modificações na utilização que o indivíduo faz destas palavras.

Tanto Vygotsky quanto Bakhtin focaram atenção nas questões do significado. Vygotsky diferenciou significado de sentido.

O significado, para os autores, é compartilhado socialmente, e o sentido é particular para cada indivíduo, é criado de acordo com sua história. O sentido surge no momento do diálogo, dependendo da situação contextual e dos interlocutores.

Por exemplo, a palavra cachorro tem um significado compartilhado por toda a comunidade falante da língua portuguesa. Se refere a um animal quadrúpede, mamífero etc. Contudo o sentido desta palavra não pode ser entendido fora de seu contexto. Podemos utilizar a palavra cachorro no sentido figurado: "João é feio pra cachorro". Pode-se utilizar, ainda, o significado usual da palavra cachorro com sentidos diferentes. Por exemplo: "Vi o cachorro na rua e saí correndo porque fiquei com medo" ou "Vi o cachorro na rua e saí correndo para abraçá-lo". O significado da palavra cachorro é igual nas duas frases, mas na primeira ela tem um sentido ligado ao desprazer, provoca medo. Na segunda frase, seu sentido está ligado ao prazer, ao carinho. Temos ainda frases de duplo sentido como "O cachorro do meu vizinho", que pode-se referir ao cachorro do vizinho ou ao próprio vizinho, como uma forma de xingá-lo. Apenas o contexto pode esclarecer aos interlocutores o sentido das enunciações.

Um outro conceito introduzido por Bakhtin é o Tema. Tema é o sentido da enunciação completa. Ele é único, como a própria enunciação, é individual e não pode ser produzido duas vezes, pois em cada momento existem aspectos extraverbais específicos que influenciam o tema da enunciação.

No interior do tema, a enunciação possui uma significação que é formada por elementos de enunciação que são reiteráveis e idênticos cada vez que são repetidos. Esses elementos são abstratos, arbitrários, convencionais. Eles não têm sentido quando estão descontextualizados, mas são parte indispensável da enunciação. O tema é o estágio superior da capacidade lingüística de significar. A significação corresponde ao estágio inferior. A significação corresponde a uma palavra enquanto traço de união entre os interlocutores, ou seja, é um elemento da enunciação comum aos interlocutores, considerando que eles falam a mesma língua.

Conclui-se que para Bakhtin a noção de língua$_b$ não se resume a um conjunto de regras gramaticais, normativas, uma abstração, portanto, como define Saussure. O domínio da língua$_s$ – sistema de regras abstratas compostas por elementos significativos inter-relacionados – atinge a significação, mas não chega ao tema da enunciação. Já a língua$_b$ emerge baseada no contexto comunicativo, das relações sociais, atingindo o tema da enunciação. É a língua$_b$ e não a língua$_s$ que constitui a consciência.

Pode-se fazer uma correspondência entre os conceitos de significado e sentido para Vygotsky, e significação e tema para Bakhtin. Para ambos, existe um aspecto estável e arbitrário da palavra, que seria o significado para Vygotsky e significação para Bakhtin, e um aspecto não estável, que necessita do diálogo contextualizado e dos interlocutores para emergir, que seria o sentido ou tema. Este é considerado, pelos autores, o aspecto primordial na comunicação verbal, na fala e na compreensão desta.

A compreensão de que a língua não é formada por signos que representam diretamente a relação entre significado e significante é muito difícil para os surdos que recebem estimulação apenas na língua oral.

Este é um ponto muito delicado, pois é sabido que o surdo nunca poderá aprender a língua oral de forma totalmente espontânea como os ouvintes, e é apenas no diálogo espontâneo que surge o sentido. Outra questão é que os aspectos extraverbais como a entonação e o volume de voz influenciam diretamente na formação do sentido e obviamente o surdo não tem acesso a estas nuances da língua oral. As crianças ouvintes, aos poucos, percebem as mudanças de sentido, mas para a criança surda essa percepção é bastante difícil, sendo ainda mais agravada pelo fato de os adultos, diante da dificuldade, usarem uma linguagem bastante simples com as crianças surdas, utilizando sempre o significado mais concreto e usual das palavras.

Talvez por não compreenderem as diferenciações de sentido, os surdos são muitas vezes considerados rígidos, não conseguindo entender situações novas e imprevistas, que podem lhes parecer ameaçadoras.

O questionamento acerca dessas questões é recente e ainda não se encontrou uma solução para tal. O caminho que vem sendo analisado é a utilização da língua de sinais como a única que o surdo pode dominar totalmente e através da qual perceber a mudança de significados da língua, bem como adquirir a cultura que esta língua carrega, que é usualmente denominada cultura surda.

FORMAÇÃO DE CONCEITOS

O conceito que a palavra assume, tanto no discurso interior quanto no discurso exterior, não se refere a um único objeto e sim a uma categoria, uma generalização. Como já foi dito, o significado não é imutável, ele se modifica no decorrer do desenvolvimento do indivíduo, isto não quer dizer que o nível de generalização e abstração se modifica.

Para a criança pequena, uma palavra pode nomear diversos objetos. A palavra carrega também o sentimento que a criança tem em relação a este objeto. A criança freqüentemente precisa de auxílio de gestos para que o interlocutor compreenda o significado dado à palavra. Assim, quando a criança quer beber água, ela pode apontar para o copo e falar água; quando ela quer nadar na piscina, ela pode apontar para a piscina e falar a mesma palavra água, agora com um significado totalmente diferente, marcado pelo gesto.

O pensamento conceitual não é inato, ao contrário, a criança precisa percorrer um longo processo para alcançar este tipo de pensamento. Neste processo, a linguagem do adulto exerce um papel fundamental. A criança não cria conceitos sozinha, ela aprende, por meio de suas relações sociais, os conceitos de sua comunidade e passa a utilizá-los como seus, formando assim uma maneira de pensar, agir e recortar o mundo, que é característica da cultura de sua comunidade.

O início da categorização na criança é a percepção das semelhanças. Esta é uma função mais difícil do que a percepção das diferenças que é baseada apenas na percepção visual. A noção de semelhança já implica um certo grau de abstração. A criança precisa separar as características dos objetos, comparar o que estes têm em comum e reconhecê-los como semelhantes.

Durante o desenvolvimento infantil a criança categoriza os objetos de diversas formas. Vygotsky pontuou três etapas neste desenvolvimento:

A primeira é a agregação desorganizada na qual a criança agrupa objetos aleatoriamente, sem procurar semelhanças.

A segunda etapa é a organização por complexos. Aqui a criança segue diversas estratégias, critérios para o agrupamento. Estes critérios concretos ainda não são subjetivos ou lógicos em sua maioria. Suas palavras têm um significado bastante amplo como no exemplo dado anteriormente das possibilidades de utilização da palavra água. A forma como a criança agrupa objetos em categorias, no período do pensamento por complexos é concreta e factual e não abstrata e lógica.

No final do estágio de pensamento por complexos a fala da criança é bastante semelhante à do adulto, porém o significado atribuído às palavras é bastante diferente. A criança não percebe as relações lógicas entre os conceitos.

Como foi pontuado anteriormente, a fala do adulto exerce um papel determinante na formação dos complexos infantis. A criança não classifica os objetos, não recorta o mundo individualmente ou em virtude de sua estrutura inata. A forma como a criança conceitua, cria significações é dada pela interação, pelo diálogo e pela cultura no qual está inserida. A fala do adulto orienta a criança. A forma de classificar e conceituar é característica de cada cultura.

> A formação de conceitos é resultado de uma atividade complexa, em que todas as funções intelectuais básicas tomam parte. No entanto, o processo não pode ser reduzido à associação, à atenção, à formação de imagens, à inferência ou às tendências determinantes. Todas são indispensáveis, porém insuficientes sem o uso do signo, ou palavra, como meio pela qual conduzimos as nossas operações mentais, controlamos o seu curso e as canalizamos em direção à solução de problemas que enfrentamos.
> (Vygotsky; 1989b, p. 50)

A dificuldade encontrada nas traduções entre diferentes idiomas é uma prova da complexidade com que os conceitos se organizam. Podemos encontrar palavras que tenham um significado próximo em duas línguas, mas provavelmente estes nunca estarão representando exatamente o mesmo grau de generalização, já que os significados e conceitos estão inseridos em sistemas conceituais diferentes. As palavras não são independentes umas das outras, elas se organizam tanto no eixo sintagmático quanto no eixo paradigmático. Ou seja, as palavras têm uma organização vertical (paradigmática) que se refere a categorias semânticas. Por exemplo: as palavras banana, fruta, alimento pertencem à mesma categoria semântica e são hierarquicamente estruturadas. Além dessa organização, as palavras também se organizam no eixo horizontal, sintagmático, que se refere à estrutura frasal, a sintaxe da língua. Assim, a mudança de significado de uma palavra muda todo o sistema.

Na fase dos complexos, a criança começa a desenvolver a abstração quando agrupa objetos com máxima semelhança. Esta forma de agrupamento que é seguida pelo agrupamento com base em um único atributo (cor ou forma, por exemplo), é um precursor dos conceitos verdadeiros e é chamada de conceito potencial.

Para a criança chegar ao conceito verdadeiro ela precisa ter desenvolvida a capacidade de abstração, a capacidade de isolar os atributos do objeto para além da experiência concreta do qual fazem parte, e também a capacidade de síntese. A síntese deve combinar-se com a análise, para que chegue ao conceito verdadeiro.

> Um conceito só aparece quando os traços abstraídos são sintetizados novamente, e a síntese abstrata daí resultante torna-se o principal instrumento do pensamento. (Vygotsky; 1989b, p. 68)

Pode-se citar mais uma vez, a pesquisa de Luria na Ásia Central para exemplificar esta questão. Luria apresentava quatro palavras para o grupo de pessoas analfabetas, sendo que três palavras faziam parte de uma mesma categoria, como as ferramentas, e a quarta palavra referia-se a algum objeto que é utilizado no trabalho com as três primeiras palavras, como madeira. Luria pedia para que as pessoas dissessem qual destas palavras não fazia parte do grupo. Os informantes demonstraram não conseguir pensar de forma abstrata e respondiam que os quatro objetos não poderiam ser separados, pois eles eram utilizados em conjunto. Mesmo quando Luria tentava auxiliar perguntando quais objetos faziam parte do grupo das ferramentas, as pessoas pareciam não conseguir dissociar a madeira das ferramentas, demonstrando estarem presas ao raciocínio concreto e vivencial, sem a possibilidade de analisar estes objetos fora do contexto em que são utilizados de forma lógica e abstrata. Pode-se fazer uma analogia entre os surdos com atraso de linguagem e estes indivíduos analisados por Luria.

Os conceitos possuem uma medida de generalidade. Cada conceito é uma generalização, e a relação entre eles é uma relação de generalidade.

Na fase dos complexos, a criança não percebe esta relação de generalidade, assim ela pode considerar, por exemplo, que rosa e flor estão no mesmo nível de generalização, não percebendo a hierarquia que existe entre estes dois conceitos.

Apenas no nível mais avançado de pensamento o indivíduo é capaz de perceber as relações de generalidade entre os conceitos, formando seu sistema conceitual. Neste nível, o indivíduo é capaz de elaborar novos conceitos, independentes da situação concreta. Ele cria conceitos novos pelos conceitos já conhecidos.

O surgimento de conceitos generalizados, tais como mobília, roupa, moradia, é um avanço muito grande no desenvolvimento infantil. Neste momento, a criança cria relações verticais, paradigmáticas entre os conceitos. A utilização deste tipo de conceito, como já foi visto, é difícil para as pessoas analfabetas e com convívio social restrito, pesquisadas por Luria.

Esta noção de que os conceitos formam um sistema e são organizados hierarquicamente é muito importante, é essa a forma de organização que libera o homem do concreto, que permite a construção de idéias abstratas tal como o tempo, espaços não alcançados e relações lógicas. É a relação vertical dos conceitos somada às relações sintáticas da língua que permitem o desenvolvimento de novos conceitos, com a possibilidade de desvinculação do concreto.

E este é, sem dúvida alguma, um grande nó na aquisição da linguagem das crianças surdas. É bastante difícil conversar com crianças surdas em português sobre assuntos não relacionados diretamente ao ambiente em que a criança e o interlocutor se encontram.

Na realidade, o que ocorre é que, em virtude desta dificuldade, muitas vezes o adulto se limita a falar sobre assuntos concretos, impossibilitando assim o crescimento da criança e o domínio de assuntos mais abstratos, tal como ocorre com os indivíduos analfabetos e isolados que foram analisados por Luria. Ou seja, impossibilita que a criança dê o salto do pensamento sensorial para o pensamento racional, a principal característica do ser humano.

A criança surda, então, muitas vezes se restringe em níveis de generalização menores, a palavras concretas, apresentando dificuldade em dominar conceitos generalizados e dificilmente percebendo a relação existente entre palavras hierarquicamente relacionadas, como: ser vivo – vegetal – flor – margarida.

Assim, a criança às vezes considera estes conceitos como equivalentes em termos de abrangência e muitas vezes não conhece ou não sabe utilizar corretamente palavras mais amplas e abstratas como seres vivos e vegetais. Grande parte dos conceitos que utilizamos são aprendidos formalmente, na maioria das vezes na escola.

Vygotsky diferenciou este tipo de conceito chamando-o de conceito científico, dos conceitos adquiridos no cotidiano o qual denominou conceito espontâneo.

Pode-se dizer que os conceitos espontâneos são adquiridos com base na experiência concreta, no sentido de baixo para cima, das experiências particulares para o geral, e os científicos são adquiridos de cima para baixo, das situações gerais para as particulares, isto é, os conceitos científicos são expostos para a criança não por sua experiência prática e sim por meio da explicação, de acordo com outros conceitos que ela já domina. Os conceitos novos são sempre mediados em relação a seu objeto pelos conceitos que a criança domina. Desde o início os conceitos científicos possuem relações de generalidade, alguns rudimentos de um sistema.

Segundo Vygotsky, quando a criança desenvolve os conceitos científicos ela modifica também os conceitos espontâneos. Os dois tipos de conceitos passam a fazer parte de um mesmo sistema, eles não são excludentes, ao contrário, a presença de um impulsiona o desenvolvimento do outro.

A questão da aquisição dos conceitos científicos e espontâneos está inserida em um contexto maior que é a relação entre desenvolvimento e aprendizagem.

DESENVOLVIMENTO E APRENDIZAGEM

Vygotsky cita três teorias sobre a relação entre desenvolvimento e aprendizagem e as critica. A primeira diz que a aprendizagem e o desenvolvimento são independentes, considerando o aprendizado um processo puramente externo, que não está envolvido ativamente no desenvolvimento. A segunda teoria diz que aprendizado é o mesmo que desenvolvimento, e a terceira diz que o desenvolvimento depende da maturação do sistema nervoso e da aprendizagem, sendo esta considerada um dos processos do desenvolvimento.

O autor diz que este último ponto de vista levou alguns pedagogos a ensinarem matérias formais, como línguas clássicas, nas escolas por acreditarem que mesmo não tendo qualquer aplicabilidade na vida do aluno, estas disciplinas estariam contribuindo para o desenvolvimento global da criança.

Vygotsky é contra esta opinião. O autor diz que o desenvolvimento de uma capacidade específica raramente significa o desenvolvimento de outras.

Ele segue dizendo que, como prova uma pesquisa de Thorndike,

> A mente não é uma rede de capacidades gerais como observação, atenção, memória, julgamento etc., mas um conjunto de capacidades específicas, cada uma das quais, de alguma forma, independe das outras e se desenvolve independentemente. O aprendizado então é a aquisição de muitas capacidades especializadas para pensar sobre várias coisas. (Vygotsky; 1989*a*, p. 93)

O aprendizado de um determinado conteúdo só irá impulsionar e direcionar o desenvolvimento de funções mentais que tenham elementos comuns ao conteúdo aprendido. Essa idéia de que o aprendizado impulsiona o desenvolvimento de certas funções pode ser considerada a principal contribuição de Vygotsky para o estudo da aprendizagem e desenvolvimento.

A aprendizagem cria uma Zona de Desenvolvimento Proximal (ZDP). ZDP é a diferença entre o nível de desenvolvimento potencial e o nível de desenvolvimento real, entendendo por nível de desenvolvimento real o nível de desenvolvimento das funções mentais da criança que se estabeleceram como resultado de certos ciclos de desenvolvimento já completados, está relacionado as tarefas que a criança é capaz de realizar sozinha.

O nível de desenvolvimento potencial é determinado por meio da capacidade de a criança solucionar problemas sob a orientação de um adulto ou em colaboração com companheiros mais capazes.

O aprendizado produz uma ZDP e pode-se dizer que o bom aprendizado é aquele que está à frente do desenvolvimento. Assim como todas as funções mentais superiores, o aprendizado passa por dois momentos: um momento interpsíquico, que seria o nível de desenvolvimento potencial, e um momento intrapsíquico, que ocorre após sua internalização, correspondendo ao nível de desenvolvimento real.

Vygotsky ressalva também o fato de a criança não entrar em contato com a aprendizagem apenas na escola. Ao contrário, desde o nascimento a criança começa a se relacionar com os adultos, a ter contato com a língua utilizada por eles e conseqüentemente a receber informações.

A aprendizagem e o desenvolvimento, então, estão inter-relacionados desde os primeiros dias de vida da criança. A aprendizagem está sempre um pouco adiante, proporcionando o desenvolvimento.

É óbvio, e Vygotsky não nega, que existe uma relação entre o nível de desenvolvimento e a capacidade potencial de aprendizagem. É lógico que existem limites maturacionais para o desenvolvimento infantil. Ninguém espera que um bebê resolva questões complexas de matemática, por mais que seja estimulado para tal. O que é importante é que a aprendizagem direciona e impulsiona o desenvolvimento, ou seja, o desenvolvimento não segue o fator biológico natural, ao contrário, ele está intimamente relacionado às formas sócio-históricas às quais a criança está exposta, desde o seu nascimento.

As respostas para as questões do desenvolvimento devem ser procuradas fora da criança, no meio social, nas relações que ela cria. É com base nas relações sociais que a criança aprenderá e para onde o seu desenvolvimento seguirá. Os adultos, e em primeiro lugar os pais, têm um papel determinante no desenvolvimento da criança. Como foi dito anteriormente, as funções mentais surgem primeiro no nível interpessoal, ou seja, de acordo com a relação entre a criança e o adulto (principalmente os pais, já que eles são as pessoas que cuidam da criança e que exercem o papel de mediadores entre a criança e as pessoas com quem ela não convive intensamente).

Vygotsky cita o exemplo de filhos de surdos para explicar a importância da aprendizagem no desenvolvimento.

> Tal como um filho de surdos-mudos, que não ouve falar à sua volta, continua mudo apesar de todos os requisitos inatos necessários ao desenvolvimento da linguagem e não desenvolve as funções mentais superiores ligadas à linguagem, assim todo o processo de aprendizagem é uma fonte de desenvolvimento que ativa numerosos processos, que não poderiam desenvolver-se por si mesmo sem a aprendizagem. (1988, p. 115)

A aprendizagem está associada ao lugar social que a criança ocupa, as expectativas que os adultos criam a seu respeito. Se a criança, por exemplo, chega à idade de alfabetização (hoje considera-se, inclusive, que a idéia de idade correta para alfabetizar já é um conceito cultural), os outros esperam determinados comportamentos da criança e esta esforça-se para cumprir o que lhe é cobrado pela sociedade, conseguindo assim vencer os desafios da alfabetização. As regras sociais e o papel específico da criança dentro da sociedade também determinam a aprendizagem e conseqüentemente o desenvolvimento da criança.

A aprendizagem que se inicia pelas relações interpessoais, necessita, na maioria das vezes, da linguagem. O atraso de linguagem, obviamente, causa atraso na aprendizagem e conseqüentemente no desenvolvimento, já que é a aprendizagem que o impulsiona. Mais uma vez, então, entendemos o problema do surdo que sofre atraso de linguagem. Ele não tem acesso aos conceitos científicos, sua aprendizagem é difícil e seu desenvolvimento segue caminhos diferentes dos das crianças que passam por um processo de aprendizagem formal, escolar, sem dificuldades lingüísticas.

A questão da escolarização do surdo é bastante complexa, e uma grande fatia dos estudiosos que pesquisam a área da surdez se dedicam diretamente a esta questão.

Este trabalho não tem como objetivo estudar a educação escolar, por isto, se limitará a concluir que por um atraso de linguagem, a criança tem seu aprendizado escolar e, conseqüentemente, seu desenvolvimento afetado.

Porém, como disse Vygotsky, a aprendizagem não se limita ao aprendizado escolar, a criança, desde o nascimento, está constantemente em processo de aprendizagem e desenvolvimento. As brincadeiras representam uma importante parte do processo de aprendizagem pré-escolar. Por esta razão, será visto agora o processo de aprendizagem e desenvolvimento das brincadeiras.

BRINCADEIRAS

As brincadeiras, como todas as atividades da criança, são influenciadas pelo meio exterior: os objetos, outras crianças e também os adultos. As crianças sofrem diversas mudanças no decorrer do desenvolvimento infantil, e a língua$_b$, desde o início de seu desenvolvimento, é um importante instrumento utilizado em seu processo. No início, a brincadeira antecede a fala, e no decorrer do desenvolvimento a situação se inverte, passando a fala a organizar e planejar a brincadeira.

As brincadeiras são simbolizações e, assim como a linguagem (língua$_b$), também passam pelo processo de internalização. Na criança em idade escolar a brincadeira não deixa de existir, apenas torna-se independente de objetos e de outros participantes, transformando-se em devaneio. Sendo todo o processo organizado pela linguagem (língua$_b$), mais uma vez pode-se supor que a criança surda que tem atraso de linguagem apresenta dificuldade também nesta área.

A manipulação dos objetos é a primeira forma de brincadeira no bebê, sendo que a percepção visual dos objetos determina sua ação, não sendo planejada; ao contrário, ela é determinada pela situação real, pelos objetos que estão no seu campo de visão. No início do desenvolvimento infantil, a ação determina o significado da atividade da criança. O objetivo da brincadeira da criança pequena é o próprio processo de brincar e não os seus resultados – que a criança não consegue perceber com antecedência. Nesta etapa, a criança surda não se diferencia da criança ouvinte.

A brincadeira da criança sacia seu desejo de lidar, além de com objetos do mundo infantil, com os objetos do mundo adulto. Na impossibilidade de dirigir um carro de verdade, a criança brinca de carrinho, atribuindo a este o sentido de carro de verdade e a si própria o sentido de motorista. Quando a criança faz este tipo de brincadeira, ela demonstra que já possui a capacidade de generalizar e de separar o sentido do objeto. O sentido seria o de dirigir um carro de verdade enquanto empurra o carrinho de brinquedo, que é o objeto da brincadeira. O significado do objeto (carrinho) é deslocado (carro de verdade).

Pode-se questionar se neste tipo de brincadeira já existe alguma diferença entre crianças surdas e ouvintes. A situação externa é igual, ou seja, a criança surda também brinca de carrinho da mesma forma que a criança ouvinte. Mas a questão é se o significado atribuído ao carrinho e a si própria são iguais para estas crianças. A criança ouvinte participa de conversas com e entre os pais e outros adultos, ela tem mais informações sobre carros, a importância de os pais saberem ou não dirigir etc. Essas informações criam outras possibilidades de significação para a criança que as crianças surdas com atraso de linguagem provavelmente não têm.

No início do desenvolvimento das brincadeiras, o gesto, os movimentos são imprescindíveis para que esta se realize. Assim, a criança pode fingir que uma trouxa de roupa é um bebê, mas para tal é necessário que o gesto de ninar seja feito tal como se faz com um bebê de verdade. A brincadeira só faz sentido, nesta fase, se o gesto corresponder ao real, pois a separação entre gesto e significado ocorre depois da separação entre significado e objeto.

As brincadeiras das crianças pequenas são uma reprodução da realidade. No início, o brinquedo é a lembrança de algo que ocorreu e não é ainda a imaginação. Neste ponto, também é provável que as crianças surdas e ouvintes tenham desenvolvimentos diferentes, já que a compreensão das situações vivenciadas pelas crianças ouvintes é mais complexa do que a das crianças surdas.

Leontiev, um importante discípulo de Vygotsky, deteve parte de seus estudos nas brincadeiras infantis. Ele diz que a brincadeira torna-se a atividade principal da criança em idade pré-escolar e que esta sofre um processo de mudanças contínuas.

Atividade principal segundo Leontiev é a atividade

> [...] em conexão com a qual ocorrem as mais importantes mudanças no desenvolvimento psíquico da criança e dentro da qual se desenvolvem processos psíquicos que preparam o caminho de transição da criança para um novo e mais elevado nível de desenvolvimento. (1988, p. 122)

Leontiev diz que para analisar a consciência da criança deve-se examinar sua real atividade para então compreender suas mudanças psíquicas e por fim analisar as conseqüências desta nova forma de consciência no desenvolvimento das futuras atividades. Talvez nesta informação esteja a chave para o estudo das brincadeiras em crianças surdas. No início do desenvolvimento, como foi mencionado, as brincadeiras parecem iguais, mas é bastante relevante questionar se elas têm o mesmo significado para crianças surdas e ouvintes. Nos termos de Leontiev, se essas brincadeiras realmente representam a mesma atividade para crianças surdas e ouvintes.

Leontiev diferenciou atividade e ação. A atividade tem como objetivo ela própria, por exemplo, ler um livro tendo como objetivo a leitura do livro em si. A ação tem como objetivo a atividade na qual está inserida, por exemplo, ler um livro com o objetivo de passar na prova. A brincadeira é uma ação lúdica.

Nas brincadeiras, como em qualquer situação, os surdos que sofrem atraso de linguagem têm dificuldade em compreender conteúdos mais amplos e também de planejar. Pode-se questionar se em alguns momentos o que é uma ação para uma criança ouvinte pode ser uma atividade para a criança surda.

A ação lúdica é caracterizada também por sua operação, isto é, os meios pelos quais a ação é realizada. A operação no entanto nem sempre corresponde à ação nas brincadeiras. A ação, por exemplo, pode corresponder a um cavalo, e a operação ao cabo de madeira que a criança utiliza para brincar de cavalo. A operação segue as necessidades do objeto utilizado, a criança montará no cabo de madeira conforme as possibilidades anatômicas deste cabo e não como num cavalo de verdade.

A imaginação surge da disparidade entre a ação e a operação. Como um cabo de madeira não é na verdade um cavalo e a criança precisa adaptar-se à realidade do cabo de madeira, ela começa a usar a imaginação e a ação continua baseada em um cavalo real.

> Não é a imaginação que determina a ação, mas são as condições da ação que tornam necessária a imaginação e dão origem a ela. (Leontiev; 1988, p. 127)

Nas ações, em geral, o significado e o sentido se correspondem. Na brincadeira, são diferentes. No exemplo anterior, o sentido seria o de cavalgar e o significado deslocado para o cabo de madeira. A relação entre o sentido e o significado do jogo é dado no decorrer deste, é mutável, dinâmico e móvel.

As brincadeiras do período pré-escolar são reais e sociais, é com base nelas que a criança assimila a realidade humana. A fantasia não surge aleatoriamente, ela surge no percurso pelo qual a criança penetra na realidade.

A atividade da brincadeira é uma atividade generalizada, por exemplo, quando a criança representa um personagem, finge que é um motorista, ela representa as características gerais da categoria motorista e não um motorista específico.

A generalização é uma atividade difícil para a criança surda, já que é basicamente pela linguagem que as crianças começam a fazer generalizações e classificações. Não se tem dados referentes a questões da generalização em brincadeiras com crianças surdas. Talvez as brincadeiras possam ajudá-las a suprir suas dificuldades nessa área.

Esses jogos em que a criança representa são chamados jogos de enredo. Nele a criança atribui a ela própria o papel principal e assume as funções de adulto generalizadas e não de um único adulto. As regras dos jogos de enredo são as regras sociais da realidade que ela representa (como o motorista citado anteriormente). Nesse tipo de jogo, a criança surda apresenta dificuldade, pois quando a criança brinca, a língua$_b$ está o tempo todo presente, tanto na sua função comunicativa, organizando a brincadeira com as outras crianças, quanto na organização desse tipo de brincadeira, enquanto discurso interior utilizando conceitos generalizados.

Uma importante mudança que os jogos sofrem é a mudança dos jogos de enredo para os jogos com regras. Neste último, a situação imaginária e o papel da criança estão contidos de forma latente, ao contrário dos jogos de enredo, que possuem a situação imaginária e o papel explícitos e as regras latentes.

As regras representam uma grande dificuldade da criança surda com atraso de linguagem, mais uma vez, não só pela dificuldade de comunicação, como pelas dificuldades cognitivas de perceber relações, o contexto e o objetivo final da brincadeira que necessita de um planejamento.

Os jogos facilitam a aprendizagem da relação criança/objeto e também da relação criança/criança. As crianças evoluem de brincar em uma situação um ao lado do outro para uma situação de brincar juntos.

> As relações sociais já surgem nesses jogos de maneira explícita sob a forma de relação dos jogadores entre si. (Vygotsky; 1989*b*, p. 135)

Os jogos possuem, então, uma importância determinada no processo de desenvolvimento, pois neles a criança vivencia relações sociais que contribuem para a sua constituição enquanto indivíduo e é exatamente por falta da língua$_b$ que a criança surda fica em desvantagem também nesta atividade.

Nos jogos com regra fixa a criança aprende a controlar seus impulsos, pois o prazer maior está em terminar o jogo (às vezes, vencer). Esta é uma etapa importante no desenvolvimento, pois a criança aprende a conviver em sociedade, a respeitar o tempo necessário para a realização de objetivos. A criança deixa de agir instintivamente para suprir suas necessidades momentâneas e passa a aprender a esperar para então conquistar seu objetivo final baseado nas regras sociais.

Uma queixa constante dos pais e professores de surdos com atraso de linguagem é que estes são impulsivos, não sabem esperar, são agitados. Isto ocorre, provavelmente, porque eles não conseguem entender o contexto da situação em que se encontram e não conseguem adequar-se socialmente, desenvolvendo a noção de conquistar objetivos mais complexos. É bom ressaltar mais uma vez que a criança surda sofre grande dificuldade na função planejadora da linguagem, e sem esta função desenvolvida ela não pode criar estratégias para chegar a um determinado fim e nem tem consciência de que é possível haver uma organização e um planejamento da brincadeira.

Outros tipos de jogos são os jogos limítrofes, que marcam o limite entre os brinquedos da pré-escola e a atividade não lúdica do período escolar. São jogos didáticos, esportes, dramatizações.

Leontiev pontua a importância dos jogos dramatizados, inventados. Eles esgotam a atividade lúdica característica do período pré-escolar e se transformam em devaneio no período escolar. O devaneio é a interiorização dos jogos anteriores e caracteriza uma independência da criança em relação aos objetos. Leontiev conclui que "as crianças brincam das mesmas coisas em idades diferentes, mas elas brincam de formas diferentes". (1988, p. 142) Elas evoluem no sentido da ação e da utilização de objetos para a imaginação, o devaneio.

SURDEZ

Vygotsky trabalhou e pesquisou todas as áreas de deficiências, inclusive a surdez. O autor afirma que a surdez é a deficiência que causa maiores danos para o indivíduo, ao contrário do que ocorre com os animais, que sofrem maiores danos nos casos de cegueira.

Essa comparação entre o homem e o animal é bastante interessante, pois, mais uma vez, demonstra que as questões orgânicas, essenciais e suficientes para o animal, não são as únicas determinantes para o homem e, especificamente, para o desenvolvimento infantil, pois, se fossem, os danos da surdez seriam menos prejudiciais para as crianças do que a cegueira, como ocorre com os animais.

A surdez causa maiores danos ao homem do que ao animal, por atingir exatamente a função que os diferencia, a linguagem e sua infinita possibilidade de utilizações. Lembrando mais uma vez a afirmação de Luria, é a linguagem que permite o salto do sensorial, que rege a vida dos animais, para o racional, que rege a vida humana, pelas leis sócio-históricas.

A dificuldade dos surdos ocorre pela fato de as línguas auditivas-orais serem as únicas utilizadas pela grande maioria das comunidades, e a surdez impossibilita a criança de adquiri-la espontaneamente. No entanto, estas línguas não foram, no decorrer da história do homem, as únicas línguas utilizadas. Luria, referindo-se ao desenvolvimento filogenético da linguagem, diz que, no início do desenvolvimento da espécie humana, a comunicação era feita pelos gestos. Com a evolução da espécie, o sistema fonador passou a ser utilizado para a comunicação. Realmente, este sistema parece ser ideal para a comunicação, pois possibilita uma maior liberdade para os membros superiores exercerem qualquer atividade no momento da fala, e atualmente é bastante prático para a comunicação a distância, por meio do telefone e do rádio, por exemplo.

Porém, como afirmam diversos autores, em relação à qualidade comunicativa e constituição do pensamento, as mãos (e todo o esquema corporal) podem executar com perfeição o mesmo papel que o sistema fonador, por meio das línguas de sinais.

Podemos questionar, então, por que a surdez causa tantas conseqüências se o surdo tem um canal (viso-manual) tão competente quanto o canal auditivo-oral para comunicar-se. Chegamos à conclusão de que o problema do surdo não é orgânico e sim social, cultural. A nossa realidade (do Brasil e da maioria dos países), como nos mostra o histórico da educação de surdos (ver Capítulo 12), é que as crianças surdas não têm contato com a língua de sinais desde pequenas, e como não podem adquirir a língua oral num ritmo semelhante ao das crianças ouvintes, elas, na esmagadora maioria das vezes (se é que não podemos afirmar, sempre), sofrem atraso de linguagem.

Vygotsky, em todo o seu trabalho sobre deficiência, ressalta que os problemas da surdez são decorrentes das questões socioculturais e que a educação dessas crianças deve ter como objetivo a minimização destes danos.

> É totalmente evidente que toda a gravidade e todas as limitações criadas pela deficiência não têm sua origem na deficiência por si mesma, mas sim nas conseqüências, nas complicações secundárias provocadas por esta deficiência. A surdez por si mesma poderia não ser um obstáculo tão penoso para o desenvolvimento intelectual da criança surda, mas a mudez provocada pela surdez, a falta de linguagem é um obstáculo muito grande nesta via. Por isso, é na linguagem como núcleo do problema onde se encontram

todas as particularidades do desenvolvimento da criança surda. (Vygotsky; 1989c, p. 189)

O próprio conceito de deficiência é um conceito culturalmente formado. As crianças surdas não se sentem diferentes, a não ser de modo mediado, secundário, como resultado de suas experiências sociais. Para uma pessoa que nunca viu ou ouviu, esta situação é tida como normal, é o padrão que ela conhece. A possibilidade de ver ou ouvir pode ser tão ameaçadora para essa pessoa quanto para um ouvinte ficar surdo. A comunidade geral precisa perceber que o que é considerado normal para a maioria das pessoas não precisa ser compartilhado por todos. Vygotsky disse que no futuro a idéia de deficiência terminaria e que os surdos e cegos seriam considerados apenas surdos e cegos e não deficientes.

Essa suposição de Vygotsky é confirmada, em pequena escala, no caso de Marthas Vineyard em meados do século XIX, descrito pelo eminente neurologista Oliver Sacks (1989). O autor se refere a uma ilha em Massachusetts, que tinha uma população com 25% de surdos em virtude de uma mutação genética. Sacks diz que praticamente todas as famílias dessa ilha tinham um membro surdo. Em reação a esta situação, toda a comunidade aprendeu a língua de sinais. Assim, os ouvintes tornaram-se bilíngües (língua de sinais e inglês), e os surdos, monolíngües (língua de sinais). A relação entre os surdos e ouvintes era intensa, sem dificuldade.

> Na verdade, os surdos não eram encarados como surdos, muito menos como deficientes. (Sacks; 1989, p. 49)

Sacks ressalta que, em função de os moradores da ilha não perceberem os surdos com alguma particularidade, a questão da surdez foi diluída pela comunidade, como para nós está diluída a cor de cabelos, por exemplo.

> Os surdos em Marthas Vineyard amavam, casavam, ganhavam a vida, pensavam e escreviam como todos os outros – não eram apartados por qualquer forma e só se distinguiam, de um modo geral, por serem mais instruídos

do que os vizinhos, pois praticamente todos os surdos de Marthas Vineyard eram enviados para o Asilo de Hartford – e eram muitas vezes considerados os mais sagazes da comunidade. (Sacks; 1989, p. 50-1)

No Brasil, temos um exemplo parecido com o de Marthas Vineyard na tribo indígena Urubu-Kaapor. Brito relata que nessa tribo, onde existem alguns surdos congênitos, os índios ouvintes são bilíngües e os surdos monolíngües. A autora conviveu durante um mês no ano de 1982 com a tribo e pôde perceber que para seus membros a surdez não é percebida como um fato trágico e as pessoas surdas não vivem isoladas nem deixam de participar de eventos sociais, já que todos os ouvintes se comunicam com elas em língua de sinais.

Observa-se então que a surdez em si não deveria ser muito prejudicial, esta não precisa ser considerada uma deficiência que incapacita o indivíduo. A situação atual dos surdos, a discriminação e a marginalização, ocorre devido as características culturais de nossa sociedade que podem ser modificadas com o crescimento, não em nível quantitativo, como ocorreu em Marthas Vineyard, mas qualitativo da comunidade surda, aliada a uma mudança de visão da maioria ouvinte, como acreditava Vygotsky.

Vygotsky iniciou um questionamento acerca dos métodos de ensino de fala para as crianças surdas que eram utilizados em sua época. É importante, antes de desenvolver as idéias de Vygotsky, contextualizar o momento em que ele trabalhou, em relação aos trabalhos e pesquisas realizados com surdos.

Nas décadas de 1920 e 1930, a filosofia oralista era predominante. Em todo o mundo trabalhava-se principalmente com esta filosofia, por isso não é de surpreender a citação de Verner que Vygotsky utiliza como orientadora do início de seus trabalhos, em 1925:

> De todos os métodos de ensino, o método oral é o que mais contradiz a natureza do surdo, mas nenhum método está em condições de devolver o surdo à sociedade humana, como pode fazer o método oral. (1989*c*, p. 69)

Nessa época, o autor fez críticas ao método oral, como vinha sendo utilizado, pois este valorizava a articulação das palavras e não as frases inseridas em seus contextos. O autor propôs então uma reformulação desse método.

> Se esperássemos a criança aprender a pronunciar corretamente cada som e só depois lhe ensinássemos a juntar os sons em sílaba, as sílabas em palavras, se fôssemos dos elementos da linguagem a sua síntese, nunca chegaríamos à linguagem viva e verdadeira da criança. Na realidade acontece exatamente o caminho inverso, que é o natural, das formas íntegras da atividade articulatória ao domínio dos elementos de linguagem e de suas combinações. Tanto no desenvolvimento filogenético quanto no ontogenético, a frase antecede a palavra; a palavra, a sílaba; a sílaba, o som. Uma frase isolada é quase uma abstração, a linguagem surge inteira, maior que a oração. Por isso dá-se à criança a linguagem com sentido, indispensável para a vida, isto é, a linguagem lógica e não a articulação. (1989c, p. 92)

Vygotsky conclui então que a criança surda deve adquirir a linguagem da mesma forma que as crianças ouvintes, seguindo as mesmas etapas. Ele valoriza a educação pré-escolar como o ambiente propício para a estimulação da língua oral e como meio de incorporar a criança surda à comunidade ouvinte.

Em 1930, esse autor publicou um artigo com idéias diferentes acerca da língua de sinais. Ele fala sobre a necessidade de uma revisão em relação aos diferentes tipos de linguagem utilizada pelos surdos, destacando a mímica (na época a língua de sinais ainda não era denominada enquanto tal) e a escrita e diz ainda que as pesquisas psicológicas apontam a poliglossiaótica (utilização de diferentes formas de linguagem) como a melhor e inevitável alternativa de desenvolvimento da linguagem das crianças surdas.

Naquela época ele já não defendia mais uma modificação do método oral e sim a sua substituição. O autor diz que na educação tradicional para surdos

> a linguagem devora como um parasita todos os demais aspectos da educação, se converte em objetivo próprio, por isto perde sua vitalidade, a criança surda [...] não aprende a falar, a utilizar a linguagem como um meio de comunicação e de pensamento [...] A luta da linguagem oral contra a mímica, apesar de todas as boas intenções dos pedagogos, como regra geral, sempre termina com a vitória da mímica, não porque precisamente a mímica, desde o ponto de vista psicológico, seja a linguagem verdadeira do surdo, nem porque a mímica seja mais fácil, como dizem muitos pedagogos, mas sim porque a mímica é uma linguagem verdadeira em toda a riqueza de sua importância funcional e a pronúncia oral das palavras, formadas artificialmente, está desprovida da riqueza vital e é só uma cópia sem vida da linguagem viva. (1989c, p. 190)

Vygotsky diz que a necessidade de oferecer uma educação político-social à criança surda – seu objetivo – ficou prejudicada devido à dificuldade lingüística dessas crianças. No princípio se pensava que a solução para o desenvolvimento natural da linguagem era uma educação social. Só mais tarde percebeu-se que a própria educação político-social necessita indispensavelmente do desenvolvimento lingüístico como uma de suas premissas psicológicas fundamentais e teve como solução a utilização da língua de sinais,

> [...] com cuja ajuda a criança surda pôde assimilar uma série de postulados, pensamentos, informações, sem os quais o conteúdo de sua educação político-social seria absolutamente inútil e ineficaz. (1989c, p. 190)

Ramos ressalta que foi Vygotsky quem iniciou a oposição ao oralismo na Rússia, filosofia que dominava desde 1870, e diz também que ele foi um dos primeiros autores do mundo a considerar a língua de sinais um sistema lingüístico específico.

Vygotsky tem o mérito de, além de ter desenvolvido uma nova teoria acerca da linguagem e do pensamento, também de ser o primeiro autor a considerar a língua de sinais como uma língua (apesar de continuar denominando-a de mímica), e de utilizá-la na educação, sugerindo que a educação ideal para a criança surda deve ser baseada na poliglossiaótica.

> As investigações psicológicas, experimentais e clínicas demonstram que a poliglossiaótica, isto é, o domínio de diferentes formas de linguagem, no estado atual da educação dos surdos, é uma via inevitável e a mais frutífera para o desenvolvimento da linguagem e para a educação da criança surda. (1989c, p. 191)

Mais adiante, o autor prossegue no mesmo assunto:

> Só o estudo profundo das leis de desenvolvimento da linguagem e a reforma radical do método de formação da linguagem podem levar nossa escola a vencer real e não aparentemente à mudez da criança surda. Isto significa que praticamente devemos utilizar todas as possibilidades da atividade articulatória do surdo, sem tratar com altivez e desprezo a mímica e sem tratá-la como uma inimiga, compreendendo que as diferentes formas de linguagem podem ser não só competitivas entre si, impedindo reciprocamente seu desenvolvimento, como também como degraus pelos quais a criança surda ascende ao domínio da linguagem. (1989c, p. 192)

Segundo Ramos, em 1938, quatro anos após a morte de Vygotsky, houve uma conferência sobre educação na União Soviética e, baseados nos estudos do autor, os profissionais mudaram a filosofia educacional vigente (oralismo), passando a utilizar o alfabeto manual e a língua de sinais russa como auxiliares na educação e na vida dos surdos. Atualmente, vários pesquisadores na

Rússia, como Zaitseva, que iniciou um projeto de educação bilíngüe em 1991, e no resto do mundo, como Arnold nos EUA, seguem as idéias de Vygotsky e trabalham em direção à educação bilíngüe para crianças surdas.

A seguir, com base nas idéias desenvolvidas neste capítulo, serão analisadas as três filosofias educacionais para surdos e as conseqüências lingüísticas e cognitivas para as crianças que são educadas em cada uma dessas filosofias.

Capítulo 4

Análise Crítica das Filosofias Educacionais para Surdos

Após o relato das três filosofias educacionais para surdos e sua história, bem como a exposição dos pontos principais da psicologia sociointeracionista, já é possível a elaboração de uma análise crítica dessas filosofias educacionais. Esse tipo de análise, centrada na aquisição da linguagem e desenvolvimento cognitivo, sob o enfoque sociointeracionista, não é muito comum no estudo da surdez. Este capítulo tem assim o objetivo de mostrar alguns aspectos importantes do desenvolvimento da criança surda ignorados ou não percebidos por outros enfoques teóricos.

FILOSOFIA ORALISTA

Como foi dito no primeiro capítulo, a filosofia oralista tem por objetivo declarado integrar o surdo à comunidade geral, ensinando a ele a língua oral de seu país.

O ensino da língua oral para o surdo, como a própria palavra "ensino" já demonstra, não ocorre naturalmente. As crianças ouvintes não precisam aprender uma $língua_a$ – sistema semiótico criado e produzido no contexto social e dialógico, servindo como elo entre o psiquismo e a ideologia –, elas a adquirem espontaneamente mediante diálogos contextualizados em suas relações sociais, e estruturam-se cognitivamente por meio da linguagem ($língua_b$) de sua sociedade.

Esta situação é de extrema importância, e é preciso mais uma vez ressaltar que a criança surda (portadora de surdez severa e/ou profunda) não tem condições de adquirir a língua oral apenas pelo diálogo. Ela necessita sempre de terapia fonoaudiológica que possa oferecer estimulação sistematizada da língua oral.

Por mais que se tente contextualizar o ensino da língua oral para crianças surdas, ela será sempre artificial, pois a criança surda não tem o principal sensor necessário à aquisição desse tipo de língua. Por isso, quando se diz que a criança surda deve aprender a língua oral de forma natural e contextualizada, deve-se compreender que esse aprendizado será sempre artificial, sistemático, podendo, no entanto, procurar ser o mais natural e contextualizado possível, tanto na terapia, criando situações que provoquem a necessidade de um diálogo, quanto em casa, com a família dialogando o máximo possível com a criança e utilizando os recursos do contexto que possam ajudá-la a compreender o que é dito.

O atendimento baseado no Oralismo, isto é, o aprendizado da língua oral de forma sistematizada e ao longo de muitos anos, não garante o pleno desenvolvimento da criança surda e nem sua integração à comunidade ouvinte, já que apenas o domínio dessa $lingua_s$ em hipótese alguma possibilita a equiparação entre pessoas surdas e ouvintes.

A maior falha do Oralismo é a utilização de um conceito bastante simplista de língua. Língua, para esta filosofia, é um conjunto de regras abstratas que tem como função a comunicação, ou seja, uma concepção Saussuriana.

Atualmente, como já foi dito, existem outras concepções de língua que englobam, além das regras normativas, os falantes e o processo discursivo. Esses elementos da $lingua_b$, fundamentais, não são relevados pelo Oralismo, o que resulta em uma concepção acerca de pessoa surda e de desenvolvimento infantil bastante limitada.

O processo de aprendizagem da $lingua_s$ oral pela criança surda é bastante diferente da internalização da $lingua_b$ por uma criança ouvinte. Essas diferenças são determinantes, pois, como foi visto anteriormente, é pelo processo de internalização de uma língua que se desenvolve o pensamento, a cognição da criança.

Uma característica essencial de uma língua é o sistema conceitual hierárquico. A formação deste sistema não é uma tarefa simples para a criança, ela não pode construir um sistema conceitual mais complexo se não estiver interagindo, por meio de uma língua$_b$, com pessoas de sua comunidade. O sistema conceitual constitui-se aos poucos, os valores atribuídos aos conceitos dependem da realidade socioeconômica e cultural do indivíduo. No caso dos surdos que recebem uma língua descontextualizada e de maneira sistemática, é comum eles não perceberem os diferentes níveis de generalização.

Na pesquisa de Luria, na Ásia Central, o autor mostra a dificuldade dos indivíduos analfabetos, que vivem isolados, em compreender que os conceitos podem ser organizados de forma lógico-abstrata. Esses indivíduos, como foi dito no capítulo anterior, apresentavam grande dificuldade em perceber que a palavra "madeira" não fazia parte do grupo das ferramentas, já que, no cotidiano, são utilizadas junto.

Uma analogia com os surdos é possível ser feita. Percebe-se constantemente que as crianças surdas têm dificuldade em utilizar conceitos generalizados como roupa, mobília e outros. Essas palavras não têm correspondência concreta. Não podemos mostrar a mobília para uma criança, podemos mostrar a cama, o armário etc. A criança deve compreender que a palavra "mobília" engloba vários conceitos, é uma generalização de nível mais abrangente.

A única maneira da criança construir um sistema conceitual hierárquico é participando interativamente de uma sociedade, compartilhando seus conceitos, não apenas pela aprendizagem da língua$_s$ oral, que é a proposta do Oralismo. Apenas essa aprendizagem, que não pode ser comparada à aquisição espontânea da língua$_b$, não garante a formação de um sistema conceitual hierárquico que alcance níveis de generalização maiores, abstratos, já que a aprendizagem da língua oral pela criança surda ocorre de forma sistemática.

A criança surda que sofre atraso de linguagem, sem contato com uma língua$_b$ natural, não tem condições de adquirir, pelo ensino formal, os conceitos científicos, e, conseqüentemente, não consegue adquirir conceitos espontâneos de maior nível de generalização, já que é justamente a aquisição dos conceitos científicos que impulsiona a aquisição de conceitos espontâneos mais abstratos, de maior nível de generalização.

O Oralismo parece ignorar essas dificuldades que o atraso de linguagem cria e continua se fixando exclusivamente na necessidade da criança surda oralizar.

O sentido atribuído à fala não é o mesmo atribuído pelos autores sociointeracionistas. Para os oralistas, a fala só pode ocorrer pela oralização, não significando a linguagem em ação. O conteúdo do que é dito, em alguns momentos, é deixado em segundo plano, caso contrário os profissionais ligados à metodologia audiofonatória não considerariam importante ensinar frases que possuem a mesma estrutura sintática mediante Organograma da Linguagem, que representa a sistematização gramatical de uma língua.

Considero que o Organograma da Linguagem pode ser útil em outras situações, como no ensino da gramática para a criança em idade escolar, mas não pode ser considerado um método de ensino de língua$_b$ materna. A língua$_b$ materna não pode ser ensinada, tampouco sistematizada, pois tem a tarefa de servir ao desenvolvimento da atenção, memória, abstração, raciocínio lógico, ou seja, de organizar o mundo culturalmente, pela primeira vez, para a criança.

Couto, autora ligada à filosofia oralista, como foi citado no Capítulo 2, diz que a linguagem desenvolve-se espontaneamente na mente, a seu próprio modo. Ponce, que segue a mesma filosofia, diz que a inferência das regras da língua materna, visualizadas conforme organograma da linguagem, permite a organização do pensamento para criar infinitas frases. A língua$_s$ estrutura-se com base nas noções gramaticais aprendidas segundo organograma da linguagem, utilizando novo vocabulário para as estruturas frasais já aprendidas.

Percebe-se que as autoras não privilegiam as relações sociais e o diálogo, considerando a linguagem algo individual, que é criado a seu próprio modo, necessitando apenas que a criança seja exposta sistematicamente a uma língua$_s$, aprendendo suas estruturas frasais, para fazer inferências de regras gramaticais, aumentando assim a possibilidade de criação de frases até dominar os elementos lingüísticos, podendo criar infinitas frases. A pragmática não é considerada.

Na visão de linguagem adotada neste trabalho percebe-se o quanto esse ensino sistematizado de uma língua$_s$, com o objetivo de levar a criança a inferir as regras gramaticais da língua$_s$, está além das necessidades da criança surda.

Bakhtin diz a respeito das regras gramaticais:

> Na prática viva da língua, a consciência lingüística do locutor e do receptor nada tem a ver com um sistema abstrato de formas normativas, mas apenas com a linguagem no sentido de conjunto dos contextos possíveis de uso de cada forma particular. Para o falante nativo, a palavra não se apresenta como um item de dicionário, mas como parte das mais diversas enunciações dos locutores... os membros de uma comunidade lingüística normalmente não percebem nunca o caráter coercitivo das normas lingüísticas. A significação normativa da forma lingüística só se deixa perceber nos momentos de conflito, momentos raríssimos. (p. 95)

Percebemos, com essa citação, a grande diferença conceitual de língua para Ponce e Couto e para Bakhtin. O termo "língua materna", utilizado por Ponce, parece não fazer sentido, já que ao adquirir uma língua$_s$ de modo formal, sistematicamente, não podemos considerar que estamos adquirindo uma língua$_b$ materna. A língua$_b$ materna é a que traz significações para a criança, e por meio dela a criança forma sua consciência, não podendo, portanto, ser aprendida formalmente, e sim adquirida pelas relações interpessoais. Bakhtin diz:

> Na verdade, a língua não se transmite, ela dura e perdura sob a forma de um processo evolutivo contínuo. Os indivíduos... penetram na corrente da comunicação verbal; ou melhor, somente quando mergulham nesta corrente é que sua consciência desperta e começa a operar. É apenas no processo de aquisição de uma língua estrangeira que a

consciência já constituída – graças à língua materna – se confronta com uma língua toda pronta, que só lhe resta assimilar. (p. 108)

O que o Oralismo faz é utilizar metodologias próximas àquelas destinadas ao ensino de línguas estrangeiras, para o ensino da língua oral a crianças surdas. Entretanto, no caso de crianças surdas, a situação é totalmente diferente, pois elas não possuem uma língua materna para lhes despertar a consciência, utilizando os termos de Bakhtin. Por isso, a filosofia oralista, mesmo alcançando sua meta, ou seja, que a criança surda oralize, é insuficiente, pois parte de uma noção de língua e linguagem igualmente insuficiente, o que provoca nas crianças surdas atraso de linguagem e todas as conseqüências vistas no Capítulo 3, que foram apontadas por Vygotsky há mais de setenta anos, em 1930, ano em que o autor publicou o artigo "El Colectivo", como fator para o desenvolvimento da criança com deficiência, defendendo o fim do Oralismo.

Nem a estrutura sintática nem o sistema conceitual, ou seja, os eixos sintagmático e paradigmático da língua, podem ser ensinados. Estes são adquiridos mediante contexto.

Além das dificuldades lingüísticas propriamente ditas, sem a internalização de uma língua$_b$ natural, a criança surda apresenta também inúmeras dificuldades cognitivas, como na evolução da atenção involuntária para a atenção voluntária, no desenvolvimento da memória mediada, da abstração, dedução e outras funções mentais superiores. Como já foi visto no capítulo anterior, a linguagem (língua$_b$), formada durante o processo histórico e adquirida pela criança no diálogo contextualizado da interação, é a principal ferramenta do pensamento.

É errôneo acreditar que o domínio das estruturas gramaticais de uma língua possibilitam o desenvolvimento cognitivo da criança. Como diz Bakhtin, não são palavras o que dizemos e sim verdades e mentiras, coisas boas ou coisas más, ou seja, o conteúdo do que é dito no contexto discursivo.

A filosofia oralista não considera os aspectos cognitivos que são determinados pela linguagem e pela cultura e prende-se ao canal que deve ser utilizado para a transmissão de conteúdos. Para essa filosofia, apenas o canal auditivo-oralfonatório é considerado eficaz e, portanto, todos os esforços devem ser centrados com o intuito de levar a criança surda a oralizar.

Assim, voltando ao principal objetivo da filosofia oralista, que é promover a oralização do surdo e possibilitar sua integração na comunidade geral, pode-se perceber que sem a utilização da linguagem (língua$_b$), adquirida pela interação e que determina a formação do pensamento, estaremos criando crianças bastante diferentes das crianças ouvintes, pois o surdo, embora possa falar o português, provavelmente sofrerá dificuldades cognitivas, sociais e emocionais e, portanto, não será integrado facilmente à comunidade ouvinte, mesmo conseguindo oralizar.

É claro que não podemos restringir os estímulos recebidos pela criança surda apenas àqueles que ela recebe formalmente no aprendizado da língua oral. No cotidiano, a criança está vivenciando experiências, relacionando-se com a família e amigos. Essas trocas socioafetivas são de extrema importância para a criança, e é com essas trocas e não propriamente do ensino formal que irá constituir-se enquanto sujeito, que adquirirá valores e significações para seus atos, assim como todas as outras crianças. A grande diferença entre crianças surdas e ouvintes é que as surdas não dominam uma língua que possa ser compartilhada com seus pais e, se os pais seguirem à risca os pressupostos do oralismo, eles não procurarão formas alternativas de comunicação com seus filhos surdos, restringindo-os a apenas uma língua à qual eles não têm acesso mediante diálogo contextualizado.

É importante ressaltar que os pais devem ser estimulados a dialogar em português com seus filhos surdos, mas para a criança surda compreender o conteúdo do que lhe é dito em português, necessita de vários anos de estimulação sistemática e dialógica. Assim, durante toda a infância, os surdos na maioria das vezes não têm boa compreensão do que lhes é dito. Aos pais restam duas alternativas, ou insistem apenas na língua oral, e por diversas vezes não realizam uma comunicação bem-sucedida, ou recorrem a gestos espontâneos e mímicas para tentar ao menos transmitir conceitos concretos e presentes. A utilização de gestos e mímicas contraria os pressupostos da filosofia oralista.

Pelas observações que tenho realizado no contato com surdos e familiares e também baseada no artigo de Pereira, posso supor que a grande maioria das famílias de crianças surdas utiliza gestos espontâneos para comunicar-se com os filhos.

Pereira cita pesquisas de Feldman, Goldin-Meadow e Gleitman que relatam um desenvolvimento de comunicação gestual mais complexa por parte das crianças surdas expostas apenas ao Oralismo que a de seus pais. Esses autores atribuem este fato a uma capacidade inata do ser humano para a aquisição da linguagem. No entanto, independentemente da conclusão desses autores, que não é compartilhada nesta obra, pode-se perceber que os pais desta pesquisa, mesmo recebendo orientação da filosofia oralista, comunicam-se por meio de gestos com as crianças surdas.

Pereira pesquisou por três anos a relação entre crianças surdas expostas à educação oralista e suas mães. Ela verificou que as mães priorizam a comunicação oral, mas utilizam gestos e procuram compreender os gestos utilizados por seus filhos. E conclui que o desenvolvimento da comunicação gestual não se deve a dons inatos da criança e sim à interação entre a criança e seus pais, colegas e outros.

Nas situações de bloqueio de comunicação, não só as crianças surdas sentem-se angustiadas, seus pais também se sentem deficientes por não conseguirem transmitir a seus filhos surdos tudo o que gostariam. A necessidade de comunicação entre pais e filhos provoca, na maioria das vezes, a utilização de gestos e mímicas por parte desses.

Na visão do Oralismo, o surdo é um deficiente que precisa a qualquer custo aprender uma língua que possibilite sua aceitação na comunidade geral. Essa visão acarretou (e ainda acarreta) muitos problemas em nível de auto-imagem para os surdos. Por um lado, os que conseguiram, por meio de muito esforço, dominar a língua oral e perceberam que esse domínio não garantiu necessariamente sua participação ativa na comunidade ouvinte, por apresentarem dificuldades na articulação da fala e, sobretudo, por terem crescido sem o suporte lingüístico necessário, tornaram-se, alguns deles, pessoas com sérios problemas cognitivos, sociais e emocionais. Por outro lado, os surdos que não tiveram sucesso na aquisição da língua oral são considerados e se consideram fracassados, incapazes e perdedores e acreditam que todos seus problemas devem ser creditados ao fato de serem surdos e não saberem oralizar.

Acredito que o Oralismo mantém-se vivo até os dias de hoje e, pode-se dizer, ainda com muitos adeptos, pela visão restrita de língua e linguagem que as pessoas adotam. A maioria dos adeptos dessa filosofia percebe a língua somente como um código formado por regras gramaticais que tem por objetivo final a comunicação. Esses profissionais não percebem que a comunicação é o início do processo de aquisição de linguagem e não o seu fim, ou seja, não percebem a importância da interação verbal e do contexto, além de não perceberem também a determinação da linguagem no desenvolvimento cognitivo e emocional e que a linguagem possui duas funções igualmente importantes: a função comunicativa e a função cognitiva.

Além da forma artificial de ensinar a língua oral, o seu tempo de aprendizagem também é uma importante questão a ser analisada. Como já foi dito nesta obra, as crianças surdas costumam levar em torno de dez anos para dominar a língua oral. Não obstante alguns profissionais relatarem e demonstrarem em congressos casos de crianças surdas que dominam a língua oral numa velocidade semelhante à das crianças ouvintes, sabemos que estes casos são extremamente raros e que existem numerosos fatores que influenciam o desenvolvimento lingüístico das crianças surdas, tais como: grau da perda auditiva, época em que ocorreu a perda auditiva ou se a surdez é congênita, participação da família no tratamento etc.

Outra questão que se coloca é referente à qualidade de fala e linguagem destas crianças. Na maioria das vezes o critério de análise da linguagem se restringe à quantidade de vocabulário, tamanho das frases e correção gramatical, ou seja, a língua no sentido de Saussure. Outros critérios que consideramos de extrema importância e que foram apontados por Vygotsky e Bakhtin como essenciais para o desenvolvimento infantil, como o nível de generalização das palavras, o deslizamento de sentido, as diferentes possibilidades de utilização da linguagem como argumentação, ficção e outras, além de, obviamente, a utilização da linguagem no desenvolvimento cognitivo por meio de falas egocêntrica e interior, não são levados em consideração.

Vimos no Capítulo 3 as conseqüências cognitivas que as crianças surdas, que têm atraso de linguagem, sofrem e podemos concluir que o Oralismo é incapaz de evitar esses problemas, pois essa filosofia educacional é incapaz de evitar o atraso de linguagem da criança surda.

Outra questão importante se coloca em relação às falas egocêntrica e interior de crianças que não recebem uma língua pelo diálogo contextualizado e aprendem lentamente o léxico e as estruturas gramaticais, que é o caso das crianças surdas expostas ao Oralismo.

Segundo a pesquisa de Kelman, crianças surdas que não possuem língua alguma utilizam os recursos semióticos que dominam para pensar, pois apresentam uma linguagem egocêntrica. Não há notícias de alguma pesquisa que procurasse observar a fala egocêntrica de crianças surdas expostas ao Oralismo, assim não se pode dizer ao certo como essas crianças utilizam o instrumental lingüístico que recebem para pensar.

Possivelmente, esse tipo de pesquisa não causa interesse aos profissionais oralistas pelo fato deles, em sua maioria, seguirem a teoria inatista de aquisição da linguagem; portanto, não acreditam que a linguagem possui papel determinante na formação do pensamento e não valorizam o processo de formação do pensamento lingüístico, já que a linguagem é considerada a externalização do pensamento preexistente.

O atraso de linguagem que ocorre em razão da aquisição sistemática de uma língua, e não pela interação, influencia todo o comportamento da criança. É comum relacionar a surdez com agitação. A agitação que as crianças surdas apresentam pode ser explicada pela falta de interações verbais. Como foi abordado no Capítulo 3, a criança presta atenção, fixa-se no que é denominado pelo adulto. A criança surda que não recebe a linguagem pelo diálogo não pode atribuir os significados sociais aos objetos e situações, assim elas não compreendem o contexto no qual estão inseridos. Pelo mesmo motivo, as brincadeiras também ficam muito presas às brincadeiras motoras. Sem compartilhar a linguagem, é difícil a criança compreender regras e internalizar significados atribuídos aos jogos. Também os jogos de enredo, as representações, são difíceis de ser entendidos por essas crianças, já que, quando as crianças brincam de teatrinho, por exemplo, atribuem diversos significados sociais aos participantes. Esses significados são difíceis de ser percebidos por crianças que sofrem atraso de linguagem.

A aprendizagem, em geral, fica prejudicada nas crianças que não recebem uma língua espontaneamente no diálogo, como ocorre nas crianças surdas que são expostas apenas à língua oral.

Em relação à aprendizagem escolar, a história mostra-nos que houve uma grande queda no rendimento das crianças surdas após a implantação do Oralismo em todo o mundo.

Aqui no Brasil, temos o exemplo do Ines. No período oralista, as crianças cursavam obrigatoriamente dois anos para cada série escolar, quando não havia repetência. Todos sabem que a criança surda que não possui nenhuma outra deficiência ou patologia, não sofre de nenhum tipo de retardo mental ou dificuldade de aprendizagem específica como a dislexia. Logicamente, o que ocorria é que sem uma língua em comum entre o professor e aluno não havia como transmitir o conteúdo escolar, o que levava a uma grande demora e baixa de qualidade na escolarização.

A expectativa dos professores ligados à filosofia oralista passou a ser muito pequena. Atitudes como a do Ines levam-nos a acreditar que estes profissionais admitem que o surdo não tem a capacidade de aprender no mesmo ritmo que as crianças ouvintes.

Seguindo a idéia de Vygotsky de Zona de Desenvolvimento Proximal, ao se limitar a aprendizagem do surdo, limita-se também a possibilidade de desenvolvimento que a aprendizagem promove.

O mesmo autor fala sobre o nível de exigência que se tem dos surdos.

> Tudo depende de que exigências fazemos da educação da criança surda e quais objetivos que esta educação persegue. Se só exigimos o domínio exterior da linguagem e a adaptação elementar para uma vida independente, então o problema da educação da linguagem se soluciona com re-

lativa facilidade e prosperidade. Se exigimos a ampliação sem limite, como se ampliam em nosso caso, se o objetivo é a aproximação máxima da criança surda, integral em todos os aspectos e que só apresenta como diferença com a criança normal a deficiência auditiva, se nosso objetivo for a aproximação máxima da escola de surdos com a escola de crianças normais, então percebemos uma divergência tremenda entre o desenvolvimento global da criança surda e o desenvolvimento de sua linguagem. (Vygotsky, p. 191)

A filosofia oralista limita-se a exigir do surdo que ele oralize. A língua oral é seu objetivo máximo, que está acima da escolarização e das relações pessoais. Este seu objetivo maior é alcançável, já que, após vários anos de tratamento fonoaudiológico, a criança surda pode oralizar e fazer leitura labial, mas ao deslocar o objetivo do domínio da língua oral para o desenvolvimento da criança incluindo as brincadeiras, a abstração, dedução, auto-análise, atenção voluntária, memória mediada, escolarização e a participação ativa e interativa da vida social, percebe-se uma limitação muito grande das possibilidades que essa filosofia oferece para a criança surda.

Os adolescentes e adultos surdos, sejam oralizados ou não, demonstram bastante necessidade de conviver com outros surdos. É comum encontrarmos em instituições surdos que passaram com sucesso pelo oralismo e na idade adulta sentiram necessidade de aprender a Libras e integrar-se na comunidade surda. Essa necessidade de integração, de estar próximo de outros surdos, falar de assuntos pertinentes a sua realidade, já é uma razão de extrema importância para que a Libras seja oferecida às crianças surdas desde pequenas.

COMUNICAÇÃO TOTAL

A Comunicação Total apresenta aspectos positivos e negativos. Por um lado, ela ampliou a visão de surdo e surdez, deslocando a problemática do surdo da necessidade de oralização, e ajudou o processo em prol da utilização de códigos espaço-viso-manuais. Por outro lado, não valorizando suficientemente a língua de sinais e a cultura surda, propiciou o surgimento de diversos códigos diferentes da língua de sinais, que não podem ser utilizados em substituição a uma língua$_b$, como a língua de sinais, no processo de aquisição da linguagem e desenvolvimento cognitivo da criança surda.

Como já foi abordado no Capítulo 2, a Comunicação Total tem o grande mérito de deslocar a língua oral como o principal objetivo na educação do surdo e considerar prioritária a comunicação dessas crianças, além de reverter a noção de pessoa surda imposta pelo Oralismo, considerando o surdo uma pessoa capaz e a surdez, uma marca que repercute nas relações sociais e no desenvolvimento afetivo e cognitivo dessa pessoa. (Ciccone)

Quando mudamos nosso foco de atenção de uma língua$_s$, entendida como um conjunto de regras, e passamos o foco para a comunicação, todo o referencial teórico é modificado, já que percebemos que o indivíduo não se desenvolve quando domina um conjunto de regras gramaticais e sim quando está envolvido em um contexto comunicativo.

A noção de contexto comunicativo é primordial para a compreensão do desenvolvimento infantil, já que a linguagem, tendo como função a comunicação e a constituição do pensamento, só pode ser transmitida em um contexto comunicativo, ou seja, pelo diálogo contextualizado e espontâneo.

O adulto, conversando com a criança, chama a sua atenção para os objetos e fatos que são significativos naquele momento e situação. Por exemplo, no cinema o adulto que conversa com a criança dirige sua atenção para o conteúdo do filme. Geralmente o adulto não fala sobre as cadeiras, a parede ou qualquer assunto irrelevante para a compreensão do filme, que é o foco de atenção do cinema. Assim, com a fala do adulto a criança aprende a se comportar de acordo com a necessidade da situação e a dirigir sua atenção para os fatos significativos. Essa aprendizagem, seguindo as idéias de Vygotsky, provoca o desenvolvimento de funções mentais como a atenção, memória, percepção, análise e síntese, abstração, dedução e inferência.

É essencial para a criança estar envolvida em um contexto comunicativo. Essa vivência interacional é bastante diferente da situação de aprendizado formal de línguas que ocorre em situações descontextualizadas.

Valendo-se da compreensão da importância do diálogo contextualizado, a Comunicação Total leva em consideração os aspectos sociais, emocionais e cognitivos, antes desprezados, essenciais para o desenvolvimento infantil global e a nova concepção de pessoa surda.

A solução encontrada pela Comunicação Total para transmitir a linguagem às crianças surdas de forma contextualizada, fugindo ao ensino formal de língua, foi a criação de códigos visuais que acompanham a fala oral do adulto ouvinte, possibilitando uma melhor compreensão pela criança. Esses códigos podem ser uma língua artificial, o português sinalizado, os sinais que representam fonemas (*Cued-speech*), letras (alfabeto manual) ou ainda gestos espontâneos que não caracterizam uma língua. Assim, a Comunicação Total pretende garantir uma relação dialógica entre a criança surda, sua família ouvinte e a sociedade em geral.

No entanto, as línguas possuem diversas características importantes que as diferenciam de outros códigos, e sua internalização é essencial para o desenvolvimento cognitivo.

Felipe cita os sete elementos que compõem as línguas, sejam elas orais ou de sinais. São eles: 1 – Arbitrariedade (a relação entre significado e significante é arbitrária, não existe uma relação intrínseca entre eles.); 2 – Dupla articulação (a língua é formada por elementos não significativos – morfemas – que se unem para formar elementos significativos – signos –, que por sua vez se articulam criando novas significações); 3 – Produto cultural (a língua carrega as características culturais e históricas de seu falante); 4 – Produtividade (possibilidade de o falante criar novas estruturas, utilizando as regras de sua língua); 5 – Deslocamento (possibilidade de o falante falar sobre situações e fatos não presentes e assuntos mais abstratos, não relacionados ao aqui e agora); 6 – Prevaricação (possibilidade de o falante contar um fato que pode parecer falso, sem sentido, mas adquiri-lo na situação comunicativa ou construir um discurso coerente, porém mentiroso); 7 – Semanticidade.

Ramos considera que os conceitos de produtividade, deslocamento, prevaricação e semanticidade devem ser percebidos numa única perspectiva, no nível semântico-pragmático.

Estes elementos da língua estão ausentes nos códigos visuais utilizados em conjunto com a língua oral pelos profissionais da Comunicação Total e não permitem à criança exercer uma comunicação mais complexa, além de não servir como instrumento do pensamento e de internalização de uma cultura, que é determinante na formação da subjetividade da criança. O objetivo da utilização desses códigos que acompanham a língua oral é facilitar a aprendizagem dessa língua. Os códigos não podem exercer as funções de uma língua, assim podemos considerar que a criança surda exposta a este tipo de estimulação não tem contato com uma língua que possa ser adquirida naturalmente, como a língua de sinais. Alguns autores, como Brito, até, consideram a Comunicação Total uma variação do Oralismo.

No caso das línguas sinalizadas, que são línguas artificiais criadas de acordo com o léxico da língua de sinais e das estruturas sintáticas da língua oral, a situação é diferente. A Comunicação Total valoriza a criação dessa língua, já que, ao contrário das línguas de sinais, ela pode acompanhar a fala oral[9]. As línguas sinalizadas podem possuir a maioria dos elementos constitutivos das línguas, mas não possuem o elemento "produto cultural", já que não são criadas na comunidade de falantes. Impor ao surdo uma língua artificial, criada por profissionais para aproximar a língua de sinais da língua oral, não é a melhor solução para o desenvolvimento da criança surda e muito menos para a preservação de uma cultura que surgiu espontaneamente e que deve, portanto, ser respeitada e valorizada como todas as outras. Conclui-se, então, que a Comunicação Total valoriza a comunicação e a interação entre surdos e ouvintes, mas não as características históricas e culturais das línguas de sinais que estão presentes de forma subliminar em todas as situação de comunicação em que os falantes participam.

Bakhtin ressalva várias vezes a questão histórica e cultural das línguas. A Libras carrega características marcadas pela história dos

---

9. A Língua de Sinais não pode ser utilizada concomitantemente com a língua oral por ambas possuírem estruturas diferentes. Quando um indivíduo tenta utilizar as duas línguas ao mesmo tempo, inevitavelmente uma língua é prejudicada e o falante passa a utilizar um *pidgin*.

surdos; essas marcas não podem ser apagadas e a tentativa de criar uma nova língua leva a esse caminho de perdas.

Ramos cita um exemplo interessante da Libras que demonstra a história percorrida pelos surdos. Existe um sinal que imita a representação de um botão na roupa e seu significado é um palavrão ofensivo. A origem desse sinal demonstra uma contaminação do oralismo e da sociedade ouvinte que fazem parte da história dos surdos. Quando os surdos queriam falar "botão", por sua dificuldade articulatória eles falavam algo sonoramente parecido com "putão", o que era motivo de risos por parte de seus interlocutores ouvintes.

Este exemplo mostra claramente a dificuldade que o surdo tinha, e que ainda tem em escala menor, no relacionamento com os ouvintes. Isso é um dado histórico e cultural da comunidade surda brasileira que está registrado na Libras. Os falantes, por mais que não conheçam conscientemente a origem desse palavrão, ao utilizar a Libras para falar e como instrumento do pensamento, são influenciados ou determinados pelas características históricas da língua.

O português sinalizado, por ser uma língua diferente da Libras, rompe com dados histórico-culturais importantes dessa língua.

As próprias comunidades surdas parecem não aceitar essa língua artificial, que em muitos casos é motivo de deboche e desvalorização da pessoa que a utiliza, estando sempre relacionada aos ouvintes e não aos integrantes da comunidade. Percebe-se também um preconceito contra surdos que misturam o português com a língua de sinais, visto que ele não deveria aceitar a imposição de contaminar sua língua.

Ramos faz um cuidadoso relato da situação histórica e atual da educação de surdos no mundo. Ela mostra que a partir de 1960, devido à publicação de Stokoe comprovando o *status* de língua das línguas de sinais, e também devido à insatisfação dos surdos com a educação por eles recebida, começou uma mudança significativa em diversos países em direção aos sinais.

Em um primeiro momento, nas décadas de sessenta e setenta e, em alguns países, também na década de oitenta, foi comum a utilização de línguas sinalizadas e também a criação de códigos visuais que facilitassem a comunicação entre surdos e ouvintes.

A partir da década de oitenta e mais efetivamente da década de noventa, vários projetos e programas, em diversos países como Rússia, Estados Unidos, Suécia, Venezuela, Inglaterra e outros, começaram a perceber a importância das línguas de sinais e a diferença entre estas línguas naturais e as línguas sinalizadas artificialmente criadas.

Aqui no Brasil, o português sinalizado, ou seja, uma língua com regras fixas, criada com a fusão entre o português e a Libras, não chegou a ser difundida. O que é comumente utilizado é a mistura não sistemática do português e da Libras, que acabou sendo chamada de português sinalizado, mas que pode ser considerado um *pidgin*.

O que em geral ocorre na educação das crianças surdas expostas à Comunicação Total é a facilitação da aquisição da língua oral pelos códigos visuais. Essa facilitação pode ser considerada benéfica, mas não dá conta de todas as necessidades da criança surda que precisa conviver em um ambiente que utilize uma língua fácil e espontaneamente adquirida, ou seja, a Libras.

As crianças e seus familiares são estimulados a dialogar utilizando o português e recursos facilitadores. Pode-se supor que, como a língua oral é adquirida tardiamente e não sendo os recursos visuais suficientes para a constituição cognitiva da criança, elas também passam por um período de atraso de linguagem.

A interação e a comunicação que a Comunicação Total propõe não pressupõe a utilização de uma língua$_b$ em comum pelos falantes, o que parece ser imprescindível no processo de desenvolvimento infantil.

> Se a língua é determinada pela ideologia, a consciência, portanto o pensamento, a atividade mental, que são condicionados pela linguagem, são modelados pela ideologia. (Yaguello, p. 16)

Com esta citação percebemos a impossibilidade de separação entre a língua e seu contexto, a ideologia, fato que ocorre no português sinalizado, e também podemos inferir as conseqüências da falta da língua_b no desenvolvimento do pensamento. As crianças que não são expostas a uma língua_b, mediante relações sociais, do diálogo, não internalizam todo o instrumental lingüístico necessário para o desenvolvimento do pensamento, provocando assim dificuldades cognitivas, como a possibilidade de falar sobre assuntos ausentes ou abstratos que é um dos elementos da língua, o deslocamento.

Além das conseqüências no nível cognitivo, as interferências que uma língua provoca na outra podem causar dificuldade na aquisição plena das línguas separadamente.

Pode-se considerar que o bloqueio de comunicação é parcialmente evitado na Comunicação Total, a criança consegue expressar aquilo que deseja, mas ela não pode receber do adulto informações muito complexas ou abstratas, restringindo-se a assuntos mais concretos. Desse modo, seus desejos possivelmente ficam em um plano mais concreto.

Um aspecto bastante importante que a Comunicação Total levanta e que não pode ser desprezado é em relação à língua materna da criança surda.

A Comunicação Total diz que cada surdo, dependendo de sua história, terá como língua materna a língua oral ou a Libras. É importante lembrar que para a Comunicação Total não é imprescindível a aquisição plena da Libras. Alguns autores do bilingüismo dizem que a língua materna de todo surdo é a Libras, já que ela é a única língua que ele pode dominar totalmente, com a qual ele pode aumentar seu conhecimento, e na qual ele se sente mais à vontade.

Essa questão é bastante complexa, pois se concordamos com certos autores do bilingüismo, estaremos afirmando que o surdo não se desenvolve de acordo com as significações que seus pais lhe dão e sim no contexto cultural dos surdos. Os pais, assim, deixariam de ser os principais interlocutores da criança surda, o que a Comunicação Total parece não aceitar, pois sempre coloca a questão da relação dos pais ouvintes com suas crianças surdas como algo bastante importante.

Essa questão, com certeza, não será resolvida neste livro. Parece uma "sinuca de bico", já que, sem uma língua_b adquirida espontaneamente, a criança não consegue desenvolver as funções mentais superiores. Seguindo esse raciocínio, a única língua materna possível seria a língua de sinais. Contudo, parece artificial creditar a outros adultos que não a família da criança, no caso dos surdos, a incumbência de serem os principais interlocutores da criança surda, os que lhe significarão e que em conjunto com ela criarão seu sistema conceitual, seus valores, sua cultura.

Essa situação mostra que, de alguma forma, alguma concessão deverá ocorrer. Ou a criança adquire a linguagem no diálogo com seus pais que usam o português e outros códigos visuais, abrindo mão de adquirir uma língua$_b$ de forma totalmente espontânea, ou a criança adquire a Libras espontaneamente e os pais abrem mão provisoriamente de ser os principais interlocutores da criança, aqueles que transmitirão sua cultura. Atualmente me parece mais importante que a criança receba uma língua de modo espontâneo, no caso a Libras, para que possa desenvolver todas as funções cognitivas e, quando mais velha, aprendendo também a língua oral, poder participar ativamente da cultura da qual seus pais fazem parte.

Só não concordo em chamar a língua de sinais de língua materna do surdo, pois o conceito de língua materna envolve a aquisição de conceitos e valores dos pais que são transmitidos para criança por intermédio dessa língua.

Ciccone, como já foi dito, fala que o Oralismo procura igualar o surdo aos ouvintes e que o bilingüismo procura igualar a família ouvinte aos surdos, e a Comunicação Total, ao contrário, convive com a diferença, procurando aproximar e facilitar a comunicação entre criança surda e família ouvinte.

Nesse momento o fim da proibição da Libras e a estimulação da utilização de códigos visuais, pressupostos da Comunicação Total, não é a forma mais eficaz de promover a convivência com a diferença. O grande problema da Comunicação Total é que ela cria novos códigos visuais e até línguas artificiais, como o português sinalizado, para facilitar a aquisição da língua oral pela criança surda.

Como vimos em Bakhtin, a língua carrega uma cultura e é por ela que o indivíduo constitui sua consciência. Não se pode, assim, fragmentar uma língua$_b$, pois com isso perdem-se seus valores, seus dados históricos e culturais. Esse é o grande erro da Comunicação Total. Por outro lado, essa filosofia contribui enormemente para a análise de diversos problemas do surdo, como o bloqueio de comunicação e suas conseqüências, como, por exemplo, a agressividade.

A Comunicação Total, facilitando a comunicação do surdo, evita atitudes agressivas de surdos que não conseguem comunicar-se, tampouco organizar internamente as sensações e experiências vividas. Essa filosofia total trouxe como questão a relação entre pais ouvintes e filhos surdos, que é muito complexa e envolve os sentimentos de pais que muitas vezes ficam confusos e indecisos perante a tarefa de educar um filho surdo. Porém, retomando a questão, a Comunicação Total deixou de centrar a atenção no aspecto cultural da língua de sinais e da possibilidade dessa língua$_b$ facilitar o desenvolvimento cognitivo da criança surda.

Somente o biculturalismo promovido pelo bilingüismo vai possibilitar o total respeito à diferença, uma efetiva convivência e aproximação entre surdos e ouvintes e um pleno desenvolvimento da criança surda.

A seguir, na análise crítica do bilingüismo, será melhor detalhada a questão do biculturalismo.

BILINGÜISMO

O bilingüismo tem o grande mérito de divulgar e estimular a utilização de uma língua$_b$ que pode ser adquirida espontaneamente pelos surdos, a língua de sinais, bem como sua cultura. Somente pela exposição a essa língua$_b$, a criança surda pode desenvolver-se lingüística e cognitivamente sem dificuldades.

Como já foi dito, o bilingüismo tem como origem a insatisfação dos surdos com a proibição da língua de sinais e a mobilização de diversas comunidades em prol do uso dessa língua, aliado aos estudos lingüísticos e comprovando o *status* das línguas de sinais enquanto verdadeiramente uma língua.

Aqui no Brasil, seguindo a tendência mundial, o bilingüismo começou a ser estudado na década de oitenta e implantado em escolas e clínicas na década de noventa.

Essa filosofia é recente e a bibliografia disponível refere-se às questões das línguas de sinais em si e sobre relatos de projetos que são implantados. É bastante comum também a utilização da teoria inatista nos projetos bilíngües. Também por essa razão, diversos aspectos considerados fundamentais neste livro, que segue a teoria sociointeracionista, não são questionados em outras obras. De qualquer modo, diversas suposições levantadas aqui não podem ser confirmadas por outras pesquisas.

Atualmente, o Ines, maior centro de referências de surdos no Brasil, que atende em torno de oitocentas crianças e adolescentes surdos, ainda tem como filosofia educacional oficial o Oralismo e a metodologia multissensorial. No entanto, a realidade é bastante diferente da década de 1970. Hoje, a língua de sinais não é proibida como era, ao contrário, ela é estimulada por vários profissionais. A direção procura oferecer cursos sobre bilingüismo e criou projetos alternativos de ensino, ou seja, que utilizam a Libras.

Vários professores já ministram suas aulas em Libras e os alunos estão bastante mobilizados e organizados no grêmio estudantil. Eles estão exigindo que as aulas sejam todas em Libras e não em português ou português sinalizado, mostram suas dificuldades em compreenderem a língua oral e sugerem soluções. Possivelmente, em um futuro breve, o Ines, devido à pressão de seus alunos e profissionais, aos avanços nos estudos lingüísticos e pedagógicos e seguindo a tendência mundial, será oficialmente uma escola bilíngüe.

O bilingüismo, do mesmo modo que outras filosofias, não pode ser definido como uma filosofia homogênea. Os profissionais atuam e pesquisam seguindo diferentes abordagens nessa linha teórica.

O importante é que todos os profissionais percebem a importância da língua de sinais no desenvolvimento da criança surda. Essa língua é a única que pode ser adquirida espontaneamente pela criança surda, ou seja, em suas relações sociais, nos diálogos, pois, como já se afirmou aqui, a língua oral requer técnicas específicas para ser aprendida pela criança surda.

Teoricamente, o bilingüismo parece bastante simples e eficaz, pois se a criança surda adquire a língua de sinais da mesma forma e na mesma velocidade que a criança ouvinte adquire a língua oral, então a primeira não deverá sofrer nenhum dano cognitivo ou emocional que possa decorrer do atraso de linguagem.

Realmente, esse raciocínio é correto, mas, infelizmente, a implantação prática do bilingüismo ainda não foi alcançada no Brasil em conseqüência de inúmeros fatores que abordaremos a seguir. Uma noção importantíssima que deve ser compreendida é o biculturalismo. A comunidade surda, assim como todas as minorias, tal qual os judeus, negros, imigrantes, possui características culturais próprias, e a língua de sinais, como todas as outras, tem a marca dessa cultura.

Além de participarem de um grupo lingüístico e cultural minoritário, os surdos estão expostos à sociedade maior que é a comunidade ouvinte, que possui uma língua e cultura próprias. Os surdos engajados em sua comunidade participam então de duas culturas, a surda e a ouvinte. Mesmo os surdos que não dominam a língua oral participam em algum nível da comunidade ouvinte, já que estão inseridos nela.

O bilingüismo e o biculturalismo nem sempre ocorrem simultaneamente no mesmo indivíduo. Por exemplo, filhos ou netos de imigrantes que não aprendem a língua de seus pais ou avós, mas que convivem com a cultura deles em casa, clubes ou igrejas, podem ser considerados biculturais. Por outro lado, pessoas que aprendem uma língua estrangeira em cursos podem ser bilíngües e não biculturais, se não conviverem e internalizarem a cultura da comunidade que utiliza essa língua. É o caso de brasileiros que fazem cursinhos de inglês ou francês, mas não convivem com a cultura americana, inglesa ou francesa, ou seja, aprendem a língua fora de seu contexto cultural.

Ramos cita três pressupostos de Grosjean, que garantiriam a existência do indivíduo bicultural. Esse deve viver em duas ou mais culturas, adaptar-se, mesmo que em parte, a essas culturas e atuar no mundo misturando essas culturas. O autor valoriza essa mistura pois, ao contrário do indivíduo bilíngüe, que pode optar por uma ou outra língua, o indivíduo bicultural é constituído enquanto tal, ele é, age e pensa sempre, em todas as situações, como um indivíduo bicultural, que percebe o mundo e a si próprio na mistura dos recortes do mundo que essas culturas fazem.

A criança surda, que se desenvolve convivendo com as culturas surda e ouvinte, será inevitavelmente um indivíduo bicultural.

A língua de sinais sempre é adquirida mais rapidamente que a língua oral, por isso o sistema conceitual da criança é formado de início, sobretudo pelas Libras.

Existem vários tipos de bilingüismo (em qualquer tipo de bilingüismo, como inglês e português). Carrol em Fernandes divide o bilingüismo em dois tipos: o composto, que seria a aprendizagem da segunda língua em situação formal e no qual prevaleceria o sistema de significados da língua materna, e o bilingüismo paralelo, em que as línguas seriam adquiridas em situações informais diferentes, produzindo, pois, dois sistemas conceituais paralelos e independentes.

O indivíduo, então, pode tanto desenvolver seu sistema conceitual na segunda língua, de acordo com conceitos da primeira língua, quanto de forma independente. Nas crianças surdas, isso ocorrerá de acordo com o grau de estimulação que a criança receber na língua oral e na língua de sinais e da facilidade que ela apresentar para adquirir essas línguas.

O ideal é que a criança construa dois sistemas conceituais independentes, pois, dessa forma, ela adquire os conceitos e valores das palavras em oposição às outras palavras da mesma língua, baseados nas características culturais dessa língua, e não criando sinônimos entre as duas línguas.

De qualquer forma, a aquisição espontânea da língua de sinais em idade semelhante à que as crianças ouvintes adquirem a língua oral já evita o atraso de linguagem e todas as suas conseqüências, em nível de percepção, generalização, formação de conceitos, atenção, memória, na evolução das brincadeiras e também na educação escolar, se a escola utilizar a língua de sinais como principal instrumento lingüístico.

Provavelmente, a língua de sinais será a mais utilizada na construção da fala interior e exercerá a função planejadora da linguagem, já que ela é mais fácil e natural para o surdo. No período da fala egocêntrica, as crianças surdas ainda não dominam a língua oral, por isso a língua de sinais também é a mais utilizada. Isso não significa que a língua oral não possa servir como instrumento do pensamento para as crianças surdas. Se a criança já possui uma língua para pensar e não sofre nenhum dano cognitivo, ela poderá mais tarde também utilizar a língua oral com esse objetivo, se assim o desejar.

A mãe de uma criança surda de nove anos relatou que percebeu seu filho conversando com outro menino surdo em português. Seu filho falava que era um motoqueiro e planejava diversas aventuras que iria viver com sua moto, obviamente todas fantasiosas. Essa mãe disse que provavelmente seu filho já falava sobre essas fantasias em língua de sinais com seus amigos, mas que ela só havia percebido no momento em que ele falou em português.

Pode-se analisar esse tipo de manifestação do menino surdo como a internalização de brincadeiras, como a etapa final para o devaneio, a última fase do desenvolvimento das brincadeiras. Este menino já apresenta independência dos objetos e gestos na brincadeira e provavelmente essa independência foi atingida graças a sua estimulação na língua de sinais (que começou tardiamente com 4 ou 5 anos) e mais tarde foi transferida para a língua oral.

É comum observarmos que crianças surdas que sofrem atraso de linguagem demoram mais tempo para tornar-se independentes dos objetos em suas brincadeiras. Essa demora ocorre exatamente devido ao seu problema lingüístico. Ao evitar o atraso de linguagem, pode-se eliminar todas as dificuldades que dele se originam.

A língua de sinais pode ser considerada a grande saída para evitar os atrasos de linguagem, cognitivo e escolar das crianças surdas. Mas, como foi dito, ela ainda não é utilizada com freqüência no Brasil. Um grande inimigo da língua de sinais é o Oralismo, que proibiu a utilização dessa língua nas escolas. Hoje, a luta para que ela seja retomada em escolas é grande, mas esbarra em entraves políticos e econômicos sérios.

No Rio de Janeiro, uma pequena escola – Centro Educacional de Surdos Pilar Velasquez – começou um trabalho sistemático tendo a língua de sinais como a língua oficial em todas as disciplinas escolares. Outras escolas públicas estão iniciando projetos-pilotos, mas sempre com muitas dificuldades, o que é realmente lamentável, pois se as crianças surdas não tiverem um acesso real à educação formal, estaremos mais uma vez criando crianças analfabetas, com déficits cognitivos e sociais, que não terão condições de exercer plenamente sua cidadania.

Podemos perceber que, realmente, em nível cognitivo, a língua de sinais pode e deve resolver dificuldades como o desenvolvimento das funções mentais superiores, que necessitam da linguagem como mediadora, ou seja, a memória mediada, atenção voluntária, análise e síntese, abstração, dedução, auto-análise e outros.

No Centro Educacional de Surdos temos uma comprovação da eficácia da língua de sinais. As crianças que estudam nessa escola pediram a presença de uma fonoaudióloga, pois consideram importante aprender a falar em português também.

Esse fato desmistifica a crença de que a aquisição da língua de sinais leva a criança surda a ficar preguiçosa e a não querer falar, oralizar. Ao contrário, tendo a consciência desperta, a criança pode analisar as situações do mundo que a cerca e chegar a conclusões importantes, como a necessidade de aprender a língua de seu país. Esse aprendizado, por partir do desejo da criança, não será impositivo e penoso como ocorre em muitos casos.

Abordando a questão da língua materna, devem-se considerar as idéias de Vygotsky e Bakhtin. Se a criança estiver inserida em uma comunidade e interagir com seus membros que utilizam uma língua, ela poderá empregar essa língua tanto para a comunicação como para o desenvolvimento cognitivo, com a internalização dessa língua. A criança, então, recorta o mundo, percebe a si própria e aos outros mediante ideais, conceitos e valores dessa língua.

No caso de a criança adquirir como primeira língua uma língua diferente da de seus pais, várias conseqüências podem ocorrer, já que, mesmo após adquirir uma segunda língua, no caso a língua oral, a forma de pensar e de ser não deixará de ser marcada pela primeira língua, a que foi utilizada para o desenvolvimento das funções mentais superiores da criança.

A situação dos surdos filhos de ouvintes é bastante singular, já que a criança não consegue adquirir espontaneamente, por meio da relação dialógica, a língua de seus pais, aquela que na maioria das situações é a língua materna dos filhos.

A CRIANÇA SURDA

Os surdos encontram-se em situação diferente das pessoas que fazem parte de outras minorias, como os judeus e negros, pois em mais de 90% dos casos, os surdos são uma minoria em sua própria família.

Mesmo provocando diferenças culturais entre pais ouvintes e filhos surdos, até o momento a melhor solução encontrada para a educação de crianças surdas é o bilingüismo. Como foi dito anteriormente, alguma concessão deve ser feita na aquisição da linguagem dessas crianças, e para assegurar seu desenvolvimento lingüístico e cognitivo é necessário que elas convivam com a comunidade que domina a língua de sinais, a única língua que ela pode adquirir espontaneamente mediante diálogo contextualizado.

O bilingüismo diz que as famílias das crianças surdas devem aprender a língua de sinais, mas sabemos que esse aprendizado é difícil e longo. Outra diferença entre a criança surda e sua família ouvinte é que, mesmo aprendendo a língua de sinais e convivendo com os surdos, dificilmente os pais tornar-se-ão indivíduos biculturais, já que suas biografias são bastante diferentes da de um adulto surdo que cresceu convivendo com o preconceito e com diversas dificuldades específicas. Obviamente, essa afirmação é só uma suposição e dependerá do grau de convívio entre os pais e a comunidade surda. Atualmente, ainda é muito raro um convívio realmente próximo entre pais ouvintes e adultos surdos, mas, com a efetivação da filosofia bilíngüe, essa situação pode vir a se modificar e é até possível que a comunidade surda venha a sofrer interferências significativas dessa outra comunidade, os pais de surdos.

A relação entre criança surda e pais ouvintes é complicada e envolve a discussão em torno da língua materna, que foi abordada anteriormente. Outra situação que complica essa relação é o fato de o bilingüismo considerar muito importante a separação das línguas, ou seja, os pais devem apenas falar em português ou em Libras com seus filhos. Isso é muito difícil, pois os pais demoram para aprender a língua de sinais e a criança nova ainda não compreende a língua oral, portanto, a tendência é os pais misturarem as línguas para que consigam comunicar-se, mais ou menos, como fazem os profissionais da Comunicação Total.

O fato de a criança adquirir primeiro uma língua estranha à de seus pais, e conseqüentemente uma outra cultura, deve provocar neles diversas incertezas, mas, no momento parece que eles devem aceitar essa situação, procurando aprender o mais rápido possível a língua de sinais, compreendendo que no futuro seu filho fará parte de duas culturas, a sua, que é a cultura ouvinte, e a dos surdos.

Acredito que os pais devem também aproveitar todas as alternativas comunicativas que tiverem ao alcance, pois no convívio com esses familiares percebi que não é possível, em situações domésticas, a utilização em separado das duas línguas. Os pais necessitam de todos os recursos possíveis para efetivar uma comunicação bem-sucedida. Acredito então que a comunicação deve ser priorizada em detrimento da estimulação de línguas puras. Se a criança conviver em outros ambientes que utilizem as duas línguas separadamente, ela poderá aprendê-las de forma satisfatória. O que não pode ocorrer é um bloqueio de comunicação entre a criança surda e seus pais em prol da utilização em separado das duas línguas, num momento em que a criança ainda não pode dominar a língua oral e seus pais não dominam a língua de sinais, pois se isso ocorrer, pode provocar grande dificuldade de interação, impossibilitando que a criança adquira os valores e conceitos próprios de sua família.

Mesmo que o português demore para ser aprendido pela criança surda, se ela estiver exposta à cultura ouvinte, brasileira no nosso caso, ela absorverá vários aspectos dessa cultura como os esportes, roupas, alimentação e outros. Os aspectos mais sutis, que são transmitidos por meio da língua, como o jeitinho brasileiro, piadas, crenças e outros, serão mais difíceis de serem internalizados pela criança surda, mas se ela estiver sendo bem estimulada na língua oral, poderá mais tarde participar, real e interativamente, da comunidade ouvinte, já que não sofrerá atraso do desenvolvimento cognitivo e poderá internalizar esses aspectos mais sutis da cultura brasileira. Isto não ocorre com crianças que sofrem longo período de atraso de linguagem, por sofrerem danos cognitivos e apresentarem na fase adulta muita dificuldade em perceber aspectos mais globais das situações, muitas vezes prendendo-se ao pensamento concreto, não tendo uma visão mais ampla, promovida pelo pensamento lógico-abstrato.

Por isso acredito que a forma de respeitar as diferenças entre surdos e ouvintes, procurando melhor interação e possibilitando pleno desenvolvimento da criança surda, é por meio do bilingüismo e biculturalismo, já que a aquisição da língua de sinais e internalização da cultura surda, é o único modo de evitar que a criança surda sofra atraso de linguagem e todas as suas conseqüências. A estimulação da língua oral em crianças que já dominam as funções comunicativa e cognitiva da linguagem pode garantir também sua integração na comunidade ouvinte.

CAPÍITULO 5

DESCRIÇÃO DE UM CASO

O objetivo deste capítulo é fazer uma análise sobre o desenvolvimento cognitivo e a aquisição da linguagem de uma criança surda.

Como o enfoque adotado neste trabalho é interacionista, julgou-se adequado e necessário analisar a criança em interação com as pessoas com quem ela convive, sua família, escola e clínica fonoaudiológica. Para enriquecer mais a análise, optei por usar também os dados comparativos entre criança surda e seu irmão gêmeo ouvinte, em relação à qualidade de interações entre os irmãos, entre cada um deles e seus pais ouvintes, entre cada criança e seus colegas da escola, professores etc.

O objetivo é fazer uma análise de como a qualidade de interações influencia no desenvolvimento cognitivo dessas crianças, ou seja, a relação entre as funções comunicativa e cognitiva da linguagem.

GUSTAVO[10] E SUA FAMÍLIA

A família de Gustavo é composta por seus pais, que são ouvintes, e por dois irmãos. Os três meninos são trigêmeos. Na épo-

---

10. Todos os nomes aqui utilizados são fictícios.

ca das gravações eles tinham cinco anos e meio. Gustavo e Jorge são surdos; Jorge, além da surdez, apresenta também distúrbios de comportamento, por isso não foi alvo de análise nessa pesquisa. André, o terceiro irmão, é ouvinte. A família é de classe socioeconômica média. Os pais têm nível escolar superior, na área de Letras.

A surdez de Jorge e Gustavo foi percebida por sua mãe aos oito meses de idade, e aos dez meses foi confirmada pelo médico otorrinolaringologista.

Gustavo e Jorge apresentam surdez neurosensorial bilateral profunda[11]. Eles começaram a utilizar aparelho de amplificação sonora individual em torno de um ano de idade e também nessa época iniciaram tratamento fonoaudiológico com uma profissional da linha oralista, com a qual fizeram terapia durante três meses apenas. Entre um ano e três meses e dois anos de idade fizeram terapia fonoaudiológica em uma escola especializada que oferece esse serviço. A terapia era individual, duas vezes por semana, e a família participava de terapia familiar com a freqüência de uma sessão semanal, na mesma instituição.

Aos dois anos, Gustavo e Jorge trocaram de instituição e iniciaram a terapia em uma clínica fonoaudiológica particular, na qual permanecem até hoje. Nessa clínica, o atendimento é em grupo, com a freqüência de duas horas diárias, cinco vezes por semana. Além das sessões de fonoaudiologia, a clínica oferece aula de língua de sinais para as crianças e para os pais, pois ela segue a filosofia bilíngüe.

Jorge, aos dois anos e meio, quando começou a apresentar distúrbio de comportamento, passou a ser atendido pela psicóloga da clínica e parou o tratamento fonoaudiológico, bem como as aulas de língua de sinais. Apenas aos cinco anos recomeçou as aulas de Libras individualmente. Jorge faz também terapia psicomotora duas vezes por semana.

---

11. O grau de surdez é classificado como leve, moderado, severo e profundo.

André, o irmão ouvinte, começou a aprender a língua de sinais aos dois anos, tendo aulas uma vez por semana em conjunto com as crianças da clínica.

Durante um ano, toda a família e os amigos interessados freqüentaram aulas de língua de sinais na casa dos avós.

Os meninos começaram o pré-escolar em uma escola originariamente regular, que recebeu diversas crianças surdas. Com o ingresso das crianças surdas, a escola adotou a filosofia de Comunicação Total. No final de 1992, a escola fechou e eles passaram a estudar em outra escola regular, onde Gustavo e Jorge são os únicos surdos. Os profissionais da escola e as outras crianças comunicam-se com Gustavo em português e recorrem bastante a gestos espontâneos e mímicas.

Na época das gravações, Gustavo e André estavam no último ano do pré-escolar e Jorge estava uma série abaixo.

A opção pela educação bilíngüe foi feita inicialmente pelo pai, quando estava terminando a graduação em Letras e entrou em contato com o grupo de estudos de linguagem e surdez de sua universidade. Antes desse contato ele acreditava que a língua de sinais era maléfica para as crianças surdas, pois os profissionais que atendiam seus filhos assim o informaram. Atualmente, ele tem convicção de que a língua de sinais é a melhor opção, mas relatou sentir um pouco de medo de criar seus filhos para viverem em um gueto, e também disse que é chocante ver seu filho falar uma outra língua que não a sua.

A mãe relatou que quando viu a alegria de Gustavo na aula de Libras, teve certeza de que essa era a melhor opção. Atualmente, ela está convicta da importância da língua de sinais e feliz por poder comunicar-se com mais facilidade com o filho.

A rotina das crianças, na época da realização da pesquisa, era a seguinte:

Rotina de Gustavo nos dias úteis:

HORA/DIA	SEGUNDA	TERÇA	QUARTA	QUINTA	SEXTA
6:15-7:30	Acorda na cama com os pais, toma café e se arruma com ajuda dos pais	Acorda na cama com os pais, toma café e se arruma com ajuda dos pais	Acorda na cama com os pais, toma café e se arruma com ajuda dos pais	Acorda na cama com os pais, toma café e se arruma com ajuda dos pais	Acorda na cama com os pais, toma café e se arruma com ajuda dos pais
7:30	Pai leva para a clínica	Mãe leva para a clínica	Pai leva para a clínica	Pai leva para a clínica	Mãe leva para a clínica
8:00-10:00	clínica	clínica	clínica	clínica	clínica
10:00	Babá busca e leva para casa	Babá busca e leva para a natação	Babá busca e leva para casa	Babá busca e leva para a natação	Babá busca e leva para casa
10:30-13:00	Fica em casa vendo TV com os irmãos. Almoça e se arruma	Chega em casa 12:30, almoça e se arruma	Fica em casa vendo TV com os irmãos. Almoça e se arruma	Chega em casa 12:30, almoça e se arruma	Fica em casa vendo TV com os irmãos. Almoça e se arruma
13:15	Babá leva para escola	Babá leva para escola	Babá leva para escola	Babá leva para escola	Babá leva para escola
13:30-7:30	Escola	Escola	Escola	Escola	Escola
17:30	Babá busca e leva para casa	Capoeira na escola	Babá busca e leva para casa	Capoeira na escola	Babá busca e leva para casa
18:00-21:00	Fica em casa com os pais e irmãos	18:30 a mãe busca na escola e leva para casa	Fica em casa com os pais e irmãos	18:30 a mãe busca na escola e leva para casa	Fica em casa com os pais e irmãos
21:00	Dorme na sua cama, depois vai para a cama dos pais	Dorme na sua cama, depois vai para a cama dos pais	Dorme na sua cama, depois vai para a cama dos pais	Dorme na sua cama, depois vai para a cama dos pais	Dorme na sua cama, depois vai para a cama dos pais

DESCRIÇÃO DE UM CASO

Rotina de André nos dias úteis:

HORA/DIA	SEGUNDA	TERÇA	QUARTA	QUINTA	SEXTA
6:15 - 8:00	Acorda na própria cama, toma café e se arruma com ajuda dos pais	Acorda na própria cama, toma café e se arruma com ajuda dos pais	Acorda na própria cama, toma café e se arruma com ajuda dos pais	Acorda na própria cama, toma café e se arruma com ajuda dos pais	Acorda na própria cama, toma café e se arruma com ajuda dos pais
8:00	Mãe leva para a natação e Jorge acompanha	Acompanha Jorge na terapia com a mãe	Mãe leva para a natação e Jorge acompanha	Fica em casa com a mãe e Jorge	Mãe leva para a natação
8:30-9:00	Natação	Casa dos avós paternos	Natação	9:00 vai para casa dos avós paternos	Natação
9:15	Babá busca e leva para casa	Casa dos avós paternos	Babá busca e leva para casa	Casa dos avós paternos	Babá busca e leva para casa
10:30-13:00	Fica em casa vendo TV com os irmãos. Almoça e se arruma	Fica em casa ou na casa dos avós	Fica em casa vendo TV com os irmãos. Almoça e se arruma	Fica em casa ou na casa dos avós	Fica em casa vendo TV com os irmãos. Almoça e se arruma
13:15	Babá leva para escola	Babá ou avô leva para escola	Babá busca e leva para casa	Casa dos avós paternos	Babá busca e leva para casa
13:30-17:30	Escola	Escola	Escola	Escola	Escola
17:30	Babá busca e leva para casa	Capoeira	Babá busca e leva para casa	Capoeira	Babá busca e leva para casa
18:00-21:00	Fica em casa com os pais e irmãos	18:30 a mãe busca na escola e leva para casa	Fica em casa com os pais e irmãos	18:30 a mãe busca na escola e leva para casa	Fica em casa com os pais e irmãos
21:00	Dorme	Dorme	Dorme	Dorme	Dorme

Os pais trabalham durante todo o dia. A mãe é secretária, o pai, além de trabalhar, faz mestrado em Lingüística na área da surdez. Nos finais de semana, a mãe passa todo o tempo com os filhos, o pai sai às vezes para estudar. Nesses dias, eles freqüentam a pracinha de manhã. À tarde costumam ir à casa dos avós paternos ou ficar em casa. Às vezes vão ao teatro, cinema ou festas infantis. Gustavo e André freqüentam também a casa dos primos e amigos.

Os pais relataram que as pessoas significativas na vida dos meninos, além deles próprios, são: a babá, a madrinha da mãe, os avós paternos, duas tias paternas, uma prima do pai, dois primos maternos de oito anos, um primo materno de três anos e dois amigos do pai.

Durante o segundo semestre de 1994 gravei em videocassete Gustavo e sua família em diversas situações cotidianas. Procurei não interagir com os participantes, mas em alguns momentos isto não foi possível. Instruí os pais de que gostaria de gravá-los em situações espontâneas e de que eu me deslocaria para os locais que eles comumente freqüentam, não sendo necessárias nem desejáveis mudanças na rotina da família.

As gravações ocorreram na casa da família em diversas situações, tanto durante a semana quanto nos fins de semana: na pracinha, na clínica fonoaudiológica (nas aulas de Libras, nas sessões de fonoaudiologia e em dia de festa), na escola (em situação de aula, na hora do recreio e também em um passeio da escola ao Forte São João).

A opção por gravar os meninos em todas as situações e locais que comumente freqüentam foi feita devido à necessidade de conhecer a rotina deles, e então poder fazer um paralelo entre a qualidade de interações que Gustavo e André vivenciam, ou seja, a função comunicativa da linguagem e seu desenvolvimento cognitivo, a função reguladora da linguagem. Somente conhecendo o dia-a-dia dos meninos pode-se chegar ao objetivo final deste trabalho, que é justamente analisar a importância da linguagem e das relações dialógicas no desenvolvimento da criança.

Após as gravações espontâneas julgou-se necessário fazer uma avaliação dirigida com André e Gustavo, para elaborar uma análise comparativa do desempenho de ambos. A avaliação constou da observação de duas histórias infantis em vídeo que os meninos deveriam recontar. Uma das histórias era em Libras com português em *off* e a outra sem falas. Com André, fiz o papel de entrevistadora e nós conversamos em português. No caso de Gustavo, o entrevistador foi um ouvinte que conhece bem a Libras. A conversa foi em Libras, português e também por meio de gestos espontâneos.

Após os vídeos, os meninos viram gravuras e descreveram-nas; por último, foi-lhes perguntado o conceito de algumas palavras, além de perguntas às quais eles deveriam responder. As perguntas foram elaboradas em ordem crescente de dificuldade, ou seja, de assuntos mais próximos, relacionados ao cotidiano dos meninos, até assuntos mais amplos, que necessitam de um maior conhecimento de mundo para serem respondidos.

Passemos, então, à análise crítica feita com base nas gravações.

FUNÇÃO COMUNICATIVA DA LINGUAGEM

Um aspecto bastante importante a ser analisado é a maneira como os interlocutores de Gustavo interagem com ele, se utilizam a Libras, o português, se misturam as línguas, ou ainda se utilizam outros códigos. Na análise das gravações, como já era esperado, nota-se que todos os interlocutores de Gustavo misturam a Libras com a língua portuguesa e também utilizam outros recursos comunicativos, como a mímica. Gustavo, por não dominar perfeitamente nem o português nem a Libras, também mistura essas línguas e lança mão de vários recursos comunicativos para fazer-se compreendido.

Somente em um momento, durante um passeio na pracinha, o pai e Gustavo utilizaram apenas a Libras. Este momento foi analisado como uma situação em que não havia necessidade urgente de comunicação.

P(ai) - {Você vai me sujar, cuidado. Seus pés estão sujos.}[12]
G(ustavo) - {Vou tomar banho}
P - {Depois}
G - {chuveiro quente}
P - {água fria}
G - {Eu quero quente}
P - {Não pode, só fria}
G - {Eu quero quente}

Em todos os outros momentos, os adultos e crianças ouvintes, independente do nível de domínio de Libras, misturam as línguas para se comunicarem com Gustavo.

É importante ressaltar que nenhum dos ouvintes que interagiram com Gustavo nas gravações domina plenamente a Libras, já que isso é um fato extremamente raro, e são considerados ouvintes falantes plenos da Libras, na maioria das vezes, apenas os filhos de surdos e intérpretes.

Conclui-se, então, que a orientação da filosofia bilíngüe para a não utilização concomitante da língua de sinais e da língua oral nem sempre é possível ser seguida. Essa questão é bastante importante. Atualmente, alguns profissionais já estão inclusive discutindo se é realmente importante os pais ouvintes separarem as duas línguas nos momentos de interação com seus filhos surdos. Fernandes diz que tendo dois ambientes em que se utilizem as línguas em separado, provavelmente na escola e/ou na clínica fonoaudiológica, em casa, a comunicação e não as línguas em si deve ser priorizada.

Além da forma lingüística utilizada, a pesquisa teve como proposta analisar o conteúdo do que é conversado com Gustavo e comparar com as interações vividas por André.

Serão analisados então os momentos de interação espontânea entre Gustavo e as pessoas com quem ele convive, para serem comparados com as interações vividas por André.

---

11. O texto entre chaves - { } - refere-se à fala em Libras, e o que está fora, à fala em português.

MOMENTOS DE INTERAÇÃO DA FAMÍLIA

Gustavo e pai:

Apenas em quatro momentos pôde-se observar Gustavo sozinho com seu pai. Na pracinha, durante a observação de uma revista, durante uma brincadeira, na qual eles dramatizam a história do Aladim, e após a observação de um vídeo em que os meninos aparecem com um ano de idade.

Embora o pai seja o membro da família que melhor domina a Libras, pode-se perceber que existe dificuldade na comunicação entre ele e o filho. Muitas vezes Gustavo não compreende o que o pai lhe diz. Esse fato é mais evidente na cena em que Gustavo não compreende que ele era o bebê que apareceu no vídeo, como pode ser visto neste exemplo:

P - *Pera. Pera. Eu vou explicar. (G. choraminga) Eu vou explicar. Antes, antes, você era pequeno. (G. choraminga. Bate o pé) Depois, você.* {Eu vou ensinar. Antes você pequeno, depois você cresceu}

G - *(bate com o pé no móvel).* {depois}

P - *Agora, você* {Agora, você grande}.

G - (.?.)[13]. {Eu quero grande}

P - *Olha, depois você (.?.) no futuro, depois. Entendeu? (G. pula sobre o móvel). Olha: eu... eu também antes, antes, antes, antes, antes, eu, olha: (Balança afirmativamente a cabeça). Depois, eu . Agora eu tô assim. Depois, olha, no futuro, eu vovô. Depois.*

{Depois você vai crescer, igual a mim, futuro depois. Eu também antes, muito tempo atrás eu era pequeno, depois eu fui comendo e crescendo, agora eu sou grande, depois no futuro, eu velho} CL[14]: velho.

G - *(Vocalização).* {Depois você}

P - *Depois, no futuro.* {Depois cabeça careca, depois, futuro}

G - *(Vocalização).* {Depois você vai crescendo}

---

13. (.?.) = fala em português não compreendida.
14. CL = uso de classificadores. Os classificadores possuem duas funções: substituir nomes cujos referentes apresentam função e forma similares, com o objetivo de atribuir mais coesão ao texto por meio da co-referência, e também como um tipo de adjetivo para designar formas e tamanhos.

P - Não. Eu, agora. Agora. No futuro, depois, eu vou ficar assim.
{Eu agora grande, agora. No futuro, depois eu fico aqui, grande. Velho daqui a muitos anos, velho}
G - (Vocalização). (balança afirmativamente a cabeça).
{Depois come, cresce e fica homem}
P - Mas eu (.?. - abaixa tom de voz).
{Eu já homem agora}
G - (Vocalização).
P - Eu vou ser (tom de voz quase inaudível). (.?.). Você, agora, você menino. Depois você... homem.
{Agora você menino, depois você homem}
G - (balança afirmativamente a cabeça). (Pula).
P - Olha: antes... você neném. (G. balança negativamente a cabeça). Eu, antes, eu era um neném também. (G. deita-se sobre o móvel. Esconde o rosto).
{Antes você bebê. Eu antes, bebê também}
M(ãe) - Deixa eu mostrar a ele aqui uma coisa. Deixa eu perguntar quem são esses três bebezinhos.
G - {?}
P - Hã? Vai jogar esses livros no chão? (G. ameaça jogar alguns livros no chão).
M - Não. Não joga não. Isso é... psiu. Isso é meu. {Não pode}.
P - Pára.
M - (mostrando fotos a G.) Quem é? Quem é? Quem é? Como é que é o nome? Você não sabe? {Quem? Nome?}
G - (Chora). {Eu não}

Em alguns momentos o pai encontra-se presente, como em um passeio na pracinha, mas não procura conversar com os filhos nem estimular brincadeiras em conjunto, organizando alguma tarefa. Fato semelhante ocorre em um almoço de domingo, no qual estavam presentes os pais, os três irmãos e um primo ouvinte de oito anos. Nesse almoço, o pai também não participou efetivamente, já que estava ocupado consertando um eletrodoméstico na cozinha. No entanto, em alguns outros momentos o pai brincou com Gustavo em casa, olhando revistas, fazendo desenhos e dramatizações, como no exemplo a seguir em que Gustavo e o pai estavam observando uma revista e Gustavo inicia uma conversa:

G - *Pá!* {martelo}
P - *Martelo.* {martelo}
G - *(Vocalização). {não pode} *cuidado**[15] {martelo bate no dedo, dói sai sangue}
P - *Olha. O martelo machuca se você bater errado (som de voz quase inaudível). {martelo dói, só se você bater errado}.*
G - *(Vocalização). {errado}*
P - *Dodói no dedo. {dói no dedo}.*
G - *(Vocalização) Pá, pá, pá, pá, pá, pá, pá..* {pode bater com martelo, pode}
P - *(aponta outra gravura).*

Mesmo assim, pode-se considerar que a quantidade de interações dialógicas entre Gustavo e seu pai foi pequena nessa amostra e nos momentos em que ocorreram. Na maior parte das vezes, foi Gustavo quem solicitou o pai para conversar ou participar de uma atividade em comum e não o contrário.

Gustavo e mãe:
Em duas situações a mãe conversou sozinha com Gustavo, fazendo perguntas sobre fatos ocorridos anteriormente naquele mesmo dia, e em outros dois momentos ela contou histórias para Gustavo e André. Gustavo demonstrou bastante dificuldade em dialogar, como pode ser visto no exemplo em que a mãe pergunta sobre o teatrinho encenado pelas crianças na escola:

M - *Você era a árvore (abaixa volume de voz). {Você árvore?}*
G - *Não (faz gesto negativo com a cabeça).*
M - *Não? Você era a flor? {flor?}*

---

15. ** = utilização de gestos espontâneos.

G - *Não (faz gesto negativo com o dedo)* CL: *Mostra como fez.*
M - *Árvore?* {*Árvore?*}.
G - {*Não*}
M - *Não?*
G - (.?.) CL: *Mostra como fez.*
M - *Foi o rei?* {*Rei?*}
G - (.?.). CL: *Mostra como fez.*
M - *Foi o rei. É? Hum... (Jorge aparece em primeiro plano). (.?. - verbo). É? Hum...*
G - (.?.). CL: *Movimento dos pulsos.*
M - *E isso aqui era, era o mato, era a árvore e o rei cortou?* {*Flor, árvore, o rei cortou?*} *É? É? E como é que falava? A linda rosa juvenil (canta).*

Apesar de a mãe costumar contar historinhas para os meninos antes de dormirem, os conteúdos, como foi visto na amostra, foram poucos explorados:

M - *(chama G.) Olha, como é que é isso aqui? Conta pra ele. Fala pro A. como é que é isso aqui. Tijolo... uma casa de tijolo.*
{*tijolo, uma casa de tijolo*}
G - {*fazer, lobo mau soprou, a casa*} *caiu*
M - *Eu sei, mas ele não fez a casa ainda. Ele foi pegar a casa do porquinho. (Libras). Aí, olha, o lobo mau falou: Abre a porta, abre a porta.*
{*fez, pegou a casa do porquinho*} {*abre, abre*}
A - *(chama a atenção para si)* {*?*}[16]. *(M aponta para A, indicando que é a ele que G. deve prestar atenção). mau abre a... abre a... (olha para M., solicitando auxílio).*
{*O lobo mau falou abre, abre*}

É interessante comparar estes contos com o diálogo entre um amigo do pai que conta uma história em quadrinhos para o André. O amigo conta toda a seqüência da história, detendo-se em todos os

---

16. {?} = fala em Libras não compreendida.

DESCRIÇÃO DE UM CASO

detalhes significativos para a compreensão da história que é bastante fantasiosa.

E_1^{17} - ... *não pode ser verdade. Ele foi andando logo pra casa, né, estava (.?.), não entendeu nada. Não pode ser verdade, não pode. Mas repara que ele estava com a boneca debaixo do... do braço (aponta). Ele não ia decepcionar a Mônica. Ele voltou desanimado pra casa: Vendi minha alma por uma boneca. Bom, aí ele foi refletindo: bom, pelo menos a Mônica vai ficar feliz no Natal. Aí ele... chorando aí (E_1 aponta quadrinho). Aí chegou em casa, a mulher, a esposa dele ficou muito feliz porque ele conseguiu achar a boneca, olha ela feliz, a expressão de felicidade (E_2 aponta). Ela falou: Querido, você conseguiu! E ela disse assim: Estava preocupada. Deu na TV que as lojas estavam uma loucura! Onde você encontrou a Cuspidinha? Aí ele tava desanimado, não queria contar o que aconteceu, aí falou assim: deixa isso pra lá, deixa isso pra lá. Foi andando dentro de casa (vira a página). Foi andando, andou...*

Ao contrário dos momentos em que a mãe conta histórias para os filhos, esta foi contada sem cortes e André demonstrou compreender facilmente o conteúdo da história.

É bastante significativo também a situação de todo o almoço de domingo. A mãe conversa com André e o sobrinho sobre diversos assuntos, e Gustavo não participa de nada. Ele fica completamente alheio, ninguém lhe dirige a palavra. Parece que os pais não conversam muito com nenhum dos filhos. No caso desta situação, foi o primo quem incentivou todos a conversarem. Com este incentivo, eles (mãe, André e primo) dialogam por um longo período, ignorando a presença de Gustavo e também de Jorge. Gustavo só interage nos momentos em que pede comida ou bebida. Como pode ser observado:

---

17. E = estranhos que aparecem e não são nomeados, apenas foram numerados para discriminá-los nas situações.

O primo Igor coordena a conversa. No início, eles falam sobre as pessoas que vão para a fazenda dos avós nas férias. Ninguém utiliza sinal algum. Jorge e Gustavo não participam da conversa.

I(gor) - *Adivinha quem tá lá nesses dias? A.. (Um garfo é entregue a G.). Mais, é, mais uma. (.?.). Mais ou menos.*
M - *Quem vai? P., P. e você.*
I - *Não. Mas tem mais gente lá, (.?.).*
M - *(.?.).*
I - *Não.*
A - *(.?.) e F. (Apelido).*
M - *K. D. (Apelido)? (I. balança negativamente a cabeça). Quem é?*

Depois continuam a conversa falando sobre familiares.

A - *A H. tem, ela é muito chata.*
M - *(sentando) Não é chata.*
A - *Não é não? Ela fica grudada na gente. Ela fica grudada (.?.).*
M - *Então você também é chato, você fica grudado em mim.*
I - *Ela... a H. parece com a minha namorada. Ela não sai de mim, do meu colo.*
A - *Ela fica... ela é que nem um chiclete.*
M - *Aliás você tem uma... uma queda pra namorado, até sua irmã, que não é sua namorada, não sai de cima de você...*

A mãe conversa com Gustavo somente assuntos concretos e necessários, como quando ele pede que a mãe corte a pizza.

G - *(.?.).*
M - *Pera, meu filho. Pera. Calma. {espera} *calma*.*
G - **corta* (.?.).*
M - *Que (.?.). Calma.*

Em outro momento:

G - (bate com copo). (.?.)!
I - Dinheiro.
G - (Mostra o copo). (.?.).
M - Como é que é meu nome?
G - Mamãe.
M - Então fala.

As crianças surdas necessitam de estimulação especial em casa. Todos os eventos que ocorrem precisam ser explicados. Este tipo de estimulação não pareceu ser feita em casa com Gustavo, assim ele ficou alheio a diversas situações e as conseqüências são percebidas em momentos de dificuldade, como quando ele não consegue contar a respeito do teatro da escola.

André e mãe:
No decorrer dos contos a mãe fala com André com mais naturalidade e facilidade. Ela pede, por exemplo, que o filho a ajude a contar a historia para seu irmão. Na pracinha, a mãe conversou com André sobre a maquina fotográfica que ele ganhou do tio. Como foi observado na descrição desta cena, em momento algum a mãe conversou com esta facilidade, falando de assuntos não relacionados ao aqui e agora, com Gustavo.

M - E aquela máquina não é dela, tá? É de uma amiga amiga dela, não pode, não. Você já não tirou foto... já contou pra ela que você ganhou uma máquina de verdade? Hein?
A - E veio com filme e tudo.
M - (rindo) Veio com filme e tudo? E tem... tem que comprar só o flash né, que tem que comprar. E ontem você também tava tirando retrato lá com a máquina do titio; o titio vai viajar hoje, vai ficar muito tempo sem ver, aí deixou, sabe?

André, Gustavo e empregada:
Durante o almoço, do qual participaram os três meninos e a empregada, ocorreu um fato bastante significativo, indo ao encontro da

situação do almoço, em que participou toda a família, no domingo. A empregada praticamente não fala nada, assim como os meninos. Com Gustavo só se falaram assuntos em relação à comida e bebida. Com André, apesar de pouco diálogo, a empregada falou sobre alguns assuntos não relacionados ao almoço, como o dia das crianças.

Em outro momento, a mesma empregada conversou com André sobre a namorada do menino, ela fez bastante brincadeiras e o menino ficou com vergonha. Gustavo estava no mesmo ambiente assistindo televisão e mais uma vez não participou do diálogo.

Conclui-se que a quantidade de estímulos recebidos por Gustavo em casa é pequena e a maior parte dos assunto abordados refere-se ao aqui e agora. Nos momentos em que os pais falam sobre assuntos do passado, Gustavo demonstra bastante dificuldade e não se pode considerar que haja efetivamente uma conversação em que ambos interlocutores dividem um assunto em comum. Outro fato importante é que em momento algum foram registrados assuntos em relação ao futuro próximo ou não. Esse tipo de conversa – como o que será feito no dia seguinte, nas férias ou mais tarde na escola – é de extrema importância para que a criança surda possa participar e compreender mais efetivamente as atividades da qual participa.

André e Gustavo:
Em diversos momentos das gravações, realizadas em dias diferentes, pôde-se perceber que há pouca interação entre Gustavo e André. Em todos os momentos em que os meninos estavam sozinhos, foi observado uma quase ausência de comunicação. Eles brincavam lado a lado, mas nunca juntos, não criavam histórias ou jogos. Quando comiam ou assistiam TV, não se comunicavam, nem faziam qualquer tipo de comentário. Esta situação pode ser observada no exemplo a seguir:

André e Gustavo brincam com bonecos separadamente, porém muito próximos fisicamente. Ambos produzem fala egocêntrica. Gustavo apenas vocaliza.

A - ...a bola quis subir aqui. (.?. - o tom de voz é baixo. A produz fala egocêntrica e descreve, com sua fala, as ações dos bonecos). (.?.) eu até comeria, mas (.?.). A bola (.?.) predileta. Pá! (Um boneco cai no chão). (.?.). Qui, qui, qui, qui, qui, qui, qui, qui, qui, qui, qui (produz som onomatopaico). Aí veio pro chão. (Anda com os bonecos pelo chão, embaixo das cadeiras e da cama). (.?.) Pá! Uh... (.?.) Brrr... Pfff... (.?.). (G. aproxima-se).

G - (Vocalização). (G. e A. passam a brincar, com bonecos diferentes, de modo isolado. G. vocaliza e mostra bonecos para a câmera. Continuam a brincar isoladamente, produzindo contínuos sons onomatopaicos; um não interfere na brincadeira do outro. Afastado, J. folheia, isoladamente, alguns gibis. G. e A. continuam a manter brincadeiras próprias; dividem tacitamente os bonecos e, enquanto G. passa a brincar sobre a cama, A., deitado no chão, vira-lhes as costas. Ambos parecem produzir fala egocêntrica. G. deixa a cama e aproxima-se de A., que se afasta para continuar a manter brincadeira própria. Produzem sons onomatopaicos: Pá, pá, pá; Brrr.... G. torna à cama e, aí, continua a brincar isoladamente com seus bonecos. A. mantém-se deitado a brincar. J. folheia revistinhas isolado, num canto).

Nas situações em que estão presentes outras crianças ouvintes, na escola ou em passeios da família, André só se dirige às outras crianças.

Essa situação é bastante séria e deve refletir as relações dos adultos com Gustavo. André não se sente estimulado a conversar com seu irmão, talvez por eles não dominarem uma língua em comum, talvez por repetir a reação dos adultos familiares que pouco conversam com seu irmão, ou ainda por eles já estarem em níveis de desenvolvimento cognitivo diferentes e, conseqüentemente, apresentarem interesses diferentes, o que é mais improvável, já que em uma brincadeira no *playground*, André dirigiu-se a um menino ouvinte de dois anos e não se dirigiu ao irmão gêmeo.

MOMENTOS DE INTERAÇÃO NA ESCOLA

Gustavo e as professoras ouvintes:

As professoras da escola não conhecem a Libras, mas a professora de classe conhece algumas palavras. Ela me relatou não sentir dificuldade em se relacionar com Gustavo. Pude, no entanto, perceber que, quando a professora deseja falar sobre algum conteúdo escolar, isso é jeito de forma extremamente simplificada e, mesmo assim, Gustavo demonstra dificuldade em compreender.

Um exemplo importante que foi registrado e que muito possivelmente reflete a realidade vivida por Gustavo na escola ouvinte ocorreu na aula de artes durante a explicação da professora sobre a atividade que deveria ser desenvolvida pelas crianças, e Gustavo não compreendeu. A falta de compreensão por parte do aluno passou despercebida tanto pela professora de classe quanto pela professora de artes, sendo necessária a intervenção da pesquisadora para que o mal-entendido pudesse ser desfeito. A seguir, a descrição desse momento.

A professora explica a tarefa:

Pr$_2$ - Gente, olha aqui a tartaruga, olha. M.! Essa tartaruga, ela vai ser a mãe da tartaruga de vocês. Então cada um vai fazer a sua tartaruga. Ah, ela vai ensinar a gente a brincar de computador, olha. Quem viu a tartaruga do computador? (As respostas da criança se alternam entre Eu vi e Eu não). Então. Olha a tartaruga, olha. Então vocês hoje, olha, ganharam caixas, escolhe caixa (pega uma caixa. G. protesta). Vocês vão fazer o quê? A cabeça e os pezinhos da tartaruga de vocês, tá bom?

Cada criança monta sua tartaruga com material de sucata, todos falam e comentam seus trabalho enquanto o produzem.

Gustavo, apesar de aparentemente fazer o trabalho, como todas as crianças, pareceu não ter compreendido a tarefa. Quando ele terminou o trabalho, levantou-se e mostrou para a professora de classe, que o elogiou dizendo que sua tartaruga estava bonita. Pareceu-me que Gustavo estava dizendo que fez um carro, mas a professora referia-se a seu trabalho como se fosse uma tartaruga.

Depois que Gustavo retornou a seu lugar, ao lado do irmão, interferi na situação pedindo que André perguntasse o que era o trabalho de Gustavo e ele respondeu que era um carro. André falou que ele deveria ter feito uma tartaruga, os dois insistiram em suas idéias e acabaram brigando.

DESCRIÇÃO DE UM CASO

Após perceber que Gustavo tinha feito um carro e não uma tartaruga, a professora de turma explicou e o mandou refazer o trabalho. A professora de artes o ajudou.

Com esse exemplo, percebe-se facilmente que Gustavo encontra-se em situação de desvantagem em relação às outras crianças de sua sala. Ele não recebe o conteúdo escolar por completo e também não é possível ter certeza de sua compreensão em relação ao que lhe é dito.

Gustavo, André e os colegas ouvintes:
A relação entre Gustavo e os colegas ouvintes da escola demonstra que realmente há um grande hiato entre eles.

É importante ressaltar que observei e gravei apenas um recreio na escola e um passeio ao Forte São João, mas a situação que encontrei muito provavelmente é igual à da maior parte das crianças surdas que freqüentam uma escola ouvinte não especializada. No decorrer das gravações, todos pareceram comportar-se de forma natural e espontânea. As crianças, em geral acostumam-se com a presença da filmadora e as professoras, como estavam bastante ocupadas, pareceram também ignorar o fato de estarem sendo filmadas.

Gustavo não participou de nenhuma brincadeira em conjunto, nem na escola nem no Forte São João. Houve momentos de interação entre as crianças e Gustavo, mas, na maior parte das vezes, utilizando apenas o gesto de apontar ou de mostrar objetos. Em alguns momentos, as crianças tentaram interagir mais com Gustavo, porém ele demonstrou não compreender e, por decisão própria, colocou-se à parte, ficando isolado durante todo o tempo, tanto nas brincadeiras e no seu planejamento, quanto na hora da refeição em que todos conversavam animadamente. Em nenhum momento as professoras ou outras crianças tentaram explicar para Gustavo o contexto da brincadeira e suas regras, ou relatar o assunto que estava sendo abordado nas conversas. Pareceu-me que a situação de Gustavo colocar-se à parte não chamou a atenção de ninguém, devendo, portanto, ser uma situação rotineira e considerada não significativa pelos membros da escola.

André participou de todas as brincadeiras e também do seu planejamento, demonstrando inclusive assumir uma liderança entre os colegas da escola.

Mais uma vez, pode-se perceber que a qualidade e a quantidade de interação e de diálogos de Gustavo são extremamente inferiores às daqueles vividos por André.

MOMENTOS DE INTERAÇÃO NA CLÍNICA FONOAUDIOLÓGICA

- Interação espontânea
Gustavo e crianças surdas:
Em todos os momentos em que as crianças encontravam-se sozinhas, geralmente quando o profissional precisava sair da sala, elas interagiam bastante, mas como não dominam nem o português nem a Libras, utilizavam bastante gestos espontâneos que não foram compreendidos pela intérprete que transcreveu as fitas, não sendo possível saber ao certo sobre o que elas conversavam. Possivelmente elas falam sobre fatos e objetos presentes, já que apontam bastante. É provável, também, que em muitas situações uma criança não entenda o que a outra tenta dizer, já que até mesmo a intérprete não conseguiu compreender. Ao contrario do que ocorre com as crianças ouvintes, com as crianças surdas Gustavo demonstra bastante desejo de se comunicar e de brincar em conjunto.

- Interação formal
Gustavo, crianças surdas e professor surdo:
Na aula de Libras, as crianças surdas demonstram bastante prazer e vontade de participar. O professor impôs um ambiente formal em que as crianças deveriam permanecer sentadas e responder ao que ele perguntava. Foram registradas poucas situações de diálogo espontâneo, apenas quando uma aluna chegou atrasada e quando outra criança comentou que estava doente. Ao mostrar um livro infantil, o professor não contou a história, como fez o amigo do pai com André, restringindo-se à nomeação das figuras. Este fato é relevante, pois mais uma vez demonstra a diferença entre o que é dito a André em comparação com o tipo de informação recebida por Gustavo.

Não se pode, no entanto, generalizar essa situação, principalmente porque Gustavo demonstrou que já conhecia e compreendia a história dos três porquinhos quando sua mãe lhe contou.

Em alguns momentos pareceu que havia dificuldade de compreensão por parte das crianças em relação à fala do professor: Por exemplo:

PL[18] - *{Se você está comendo e cai no chão, você pega e come?}*
A_2[19] - *(.?.)*
A_1 - *(Balança negativamente a cabeça).*
G - *{?}*
PL - *{Não sujo}* *Deixa pra lá a comida que caiu*
G - *(.?.) {Eu comendo sorvete, caiu no chão. ?. quebrou}*
PL - *{Você comeu do chão?}*
G - *{Errado. Comendo sorvete}*
PL - *{Se você está comendo e cai do chão, você pega e come?}*
A_3 - *{Comer devagar}*

Parece-me que o ideal para o ensino de Libras na clínica seria uma situação espontânea, como uma recreação em que as crianças e o professor conversassem livremente. No entanto, devo ressaltar que o objetivo de uma clínica fonoaudiológica não é ensinar a Libras. Esta função é, sobretudo, dos pais ou de escolas especiais, que devem procurar estar o mais próximo possível da comunidade surda.

Gustavo, crianças surdas e fonoaudiólogas:
Não se pode considerar que as sessões de fonoaudiologia caracterizem uma situação de interação espontânea, já que durante as sessões a estimulação auditiva e o ensino do português dão-se de forma bastante sistemática. Pude observar, no entanto, que as fonoaudiólogas procuraram utilizar situações reais, como as crianças que estavam com machucados, para aproveitar a estimulação, e também que utilizavam alguns sinais quando isso se fazia necessário para melhor interação. Na maior parte do tempo, elas trabalhavam áreas específicas como o ritmo e discriminação auditiva, não havendo grande quantidade de diálogos.

---

18. PL = professora de Libras.
19. A_n = aluno seguido de um número para discriminar.

CONSIDERAÇÕES GERAIS

A quantidade e a qualidade de interações vividas por Gustavo são bastante inferiores àquelas vividas por André. Suas relações sociais estão prejudicadas e também seu entendimento acerca das situações em que se encontra.

Será analisado a seguir o quanto essas situações interativas deficitárias afetam a função reguladora da linguagem e o desenvolvimento cognitivo de Gustavo.

FUNÇÃO REGULADORA DA LINGUAGEM E DESENVOLVIMENTO COGNITIVO

FALA EGOCÊNTRICA

Em três momentos diferentes das gravações, em situações espontâneas, Gustavo e André produziram fala egocêntrica, e em outros momentos, em que eles foram gravados propositalmente sozinhos com brinquedos, também produziram fala egocêntrica.

Pode-se perceber que a principal situação em que os irmãos produzem fala egocêntrica é quando estão brincando com bonecos ou carrinhos, seja sozinhos ou mesmo quando dividem o mesmo espaço, mas não brincam juntos. A única situação diferente dessa em que eles produziram fala egocêntrica foi durante o almoço com a empregada, quando praticamente não havia diálogos e os meninos distraíram-se com os objetos da mesa.

As formas de brincar com bonecos e utilizar a fala egocêntrica dos dois irmãos são parecidas. A grande diferença é que Gustavo não fala palavras nem frases em português, utilizando apenas vocalizações e onomatopéias. Ele também não utilizou palavras da Libras em sua fala egocêntrica; apenas em poucos momentos utilizou gestos.

André utilizou diversas onomatopéias, palavras soltas e frases completas e incompletas.

Esta análise mostra que ambos os irmãos estão passando pelo processo de internalização da linguagem. O fato de Gustavo produzir fala egocêntrica é um bom indicativo de que seu aprendizado da língua oral está sendo internalizado e utilizado como ferramenta do pensamento, não se restringindo apenas à comunicação. Pelo fato de Gustavo não dominar com fluência a língua portuguesa, sua fala egocêntrica fica obviamente restrita aos elementos que ele já domina na fala social, que são poucos, predominantemente onomatopéias.

O fato de Gustavo não utilizar elementos da Libras na fala egocêntrica é curioso, pode ser um indicativo de que essa língua ainda não está sendo internalizada, ainda servindo apenas como um instrumento de comunicação. Essa ocorrência era totalmente imprevista, já que Gustavo comunica-se melhor por meio da língua de sinais.

Talvez Gustavo prefira as vocalizações e onomatopéias em detrimento da Libras pelo fato de estar, na maior parte do tempo, em contato com a língua oral ou ainda por ter entrado em contato com a Libras depois dos dois anos de idade. Provavelmente, se ele estivesse há mais tempo em contato com a Libras, utilizaria mais esta língua na fala egocêntrica, de forma mais complexa, não ficando restrito a poucas palavras soltas e vocalizações, podendo, assim como seu irmão, utilizar diversas palavras e também frases na estruturação de suas brincadeiras.

BRINCADEIRAS

Em relação às brincadeiras de grupo, é bastante notável a diferença entre Gustavo e André. Já nas brincadeiras isoladas, não foi possível perceber diferenças significativas. Um fato bastante importante é a dificuldade de Gustavo brincar em conjunto e a reação de André que, quando está brincando no mesmo ambiente que seu irmão, o ignora, passando a brincar sozinho, ao contrário do que faz na presença de crianças ouvintes.

Quando estava com crianças ouvintes, no caso da escola, Gustavo colocou-se de lado e brincou isoladamente. Ele não conseguiu participar das brincadeiras com regras nem das dramatizações, que foram os tipos de brincadeiras das crianças no recreio e no passeio ao Forte São João. André participou bastante e demonstrou facilidade em organizar os papéis de cada criança e o seu próprio no planejamento que antecedeu as brincadeiras, como pode ser visto na descrição da cena que se segue:

Depois da aula de artes, as crianças brincam livremente pela sala. As crianças dividem-se em dois grupos, de meninos e meninas. Gustavo fica sozinho brincando com um brinquedo no chão. Num dado momento, os dois grupos unem-se, mas Gustavo permanece sozinho.
André lidera o grupo planejando como será a brincadeira na hora do recreio.

A - Você fala Pégaso!
A₄ - (.?.).
A - Não, ele é Jack.
A₄ - Que que é Jack?
A - Jack era aquele que (.?.) te matar apertando o pescocinho.
V.E.[20] - (Grito).
A - (.?.) Você fala assim: (.?.)!
A₄ - É, (.?.).
A - (.?.).
V.E. - Não vai filmar todo mundo não?
(Falas simultâneas impedem compreensão)
A - Era da dupla do Cavaleiro.
A₄ - Mas que cavaleiro, amigo?
A - Não fica (.?.).
A₄ - Não é o lobo não, é?
V.E. - (.?. - falas simultâneas).

As crianças vão para o pátio. Lá, Gustavo brinca sozinho com um cavalinho de pau, enquanto as outras crianças brincam em grupos. Gustavo aproxima-se de um grupo de crianças, mas logo retorna à brincadeira solitária. Uma vez Gustavo grita com as crianças, mas elas não lhe dão atenção.

---

20. V.E. = voz externa

DESCRIÇÃO DE UM CASO

As crianças brincam em uma casinha de bonecas. Gustavo também entra na casa. Algumas crianças tentam comunicar-se com ele.

A_4 - É G.! Olha aqui, eu (.?.) brincando aqui na minha casa.
{minha casa, eu brincando na minha casa}
A_3 - {casa, trocar}. (confunde os sinais de brincar e trocar)
G - {brincando}.
A_3 - (?).
G - {?}. (Continuam concentrados no objeto).
A_3 - (Chama G.) Eu, eu. Eu já volto.
G - (.?.).
A_3 - Eu já volto, tá? (G. balança afirmativamente a cabeça).

André e alguns meninos brincam de "Cavaleiros do Zodíaco", como haviam planejado anteriormente na sala de aula. Eles representam, caem no chão, fingem que dão tiros, etc.

Durante bastante tempo Gustavo brinca sozinho com o cavalinho, depois senta em um banco sozinho e chama pelo irmão, que está correndo pelo pátio com os amigos, talvez representando os "Cavaleiros do Zodíaco".

Esta cena é de extrema relevância. É preciso ressaltar que participei aleatoriamente de um recreio da escola e neste único exemplo já pôde ser observado uma grande diferença na forma de Gustavo brincar em comparação com seus colegas e irmão.

André, ao contrário dos momentos em que se encontra na companhia de seu irmão, brinca ativamente com seus amigos, conversa bastante e, o que é mais interessante, eles planejam em conjunto as brincadeiras que pretendem realizar. Essa cena nos leva a crer que a dificuldade de interação apresentada por Gustavo e André nos momentos de brincadeira se dá pela dificuldade de comunicação entre eles, já que com as outras crianças ouvintes o comportamento de André é bastante diferente.

Gustavo mostrou que ainda não consegue participar de brincadeiras mais complexas que envolvam planejamento, divisão de papéis e regras. Ele se colocou o tempo todo distante e distraiu-se com uma brincadeira basicamente motora, o cavalinho-de-pau, que ele pode dominar.

A CRIANÇA SURDA

No contato com outras crianças surdas, Gustavo não se coloca de lado, mas o tipo de brincadeira é diferente, não há planejamento ou cumprimento de regras, eles se limitam a brincar corporalmente, correndo, tocando-se ou observando e comentando sobre objetos. Nessa situação, as crianças observadas utilizam, além dos elementos conhecidos da Libras, muitos gestos, mímicas e também vocalizações.

Essas características de Gustavo demonstram o quanto a falta de estimulação e o atraso de linguagem afetam o desenvolvimento infantil, provocando diferenças bastante significativas na maneira de brincar.

ATENÇÃO

Durante as entrevistas dirigidas, Gustavo pareceu não conseguir centrar sua atenção por períodos longos: ele estava bastante agitado. Esse fato, no entanto, não caracteriza necessariamente uma dificuldade específica na atenção, podendo ser uma reação à falta de compreensão da atividade e conseqüente falta de interesse. Em diversas situações que lhe eram interessantes, Gustavo demonstrou centrar a atenção por períodos maiores como na aula de artes, na aula de informática da escola, na aula de Libras, assistindo televisão e brincando com seus bonecos, entre outros. As situações da entrevista, no piquenique no Forte, quando Gustavo sai de perto de todos, e das sessões de fonoaudiologia, em que é preciso chamar sua atenção diversas vezes, demonstram o quanto é importante uma estimulação adequada e incentivadora para que Gustavo possa compreender contextos mais amplos e participar de situações descontextualizadas, como é o caso das entrevistas, com mais facilidade, assim como seu irmão que não demonstrou em momento algum falta de atenção, cansaço ou desinteresse pelas entrevistas.

A falta de contato com uma língua$_b$ de forma espontânea e contínua e também a baixa quantidade e qualidade de interações que ocorrem entre Gustavo, a família e a escola provoca dificuldade na compreensão, que, por sua vez, provoca falta de atenção e também dificuldade na aquisição da memória mediada.

MEMÓRIA

A memória, assim como a atenção, está estritamente relacionada à compreensão. Durante as entrevistas, Gustavo não conseguiu recontar as historietas do vídeo, o que pode ser indicativo de uma dificuldade de memória causada pela falta de compreensão. Ele não conseguiu contar as partes principais da história, aquelas que têm relevância para a sua compreensão, por não ter condições de entendê-las.

A seguir, o momento da recontagem de vídeos na entrevista dirigida:

Após assistirem à fita do programa infantil em Libras "Vejo Vozes", os meninos conversam com os entrevistadores. O entrevistador$_2$ conhece a Libras e trabalha com surdos adultos, dirigindo uma companhia teatral, além de ter sido o diretor do programa "Vejo Vozes".

– História do vídeo "Vejo vozes"
O "Vejo Vozes" é um seriado de televisão que tem personagens fixos. As histórias sempre giram em torno de um menino chamado Duda e de seu palhaço de brincadeira que se transforma em um palhaço real para ajudá-lo em situações difíceis.

No episódio assistido por Gustavo e André, o Duda e seus pais foram para uma floresta fazer um piquenique. Quando Duda estava sozinho e chateado, o palhaço transformou-se em palhaço real, eles jogaram bola, conversaram sobre a importância da preservação do meio ambiente e, depois de brincarem bastante, ficaram com muita fome. Foram então para a mesa do piquenique e comeram toda a comida que a mãe do Duda havia preparado.

Quando os pais voltaram para a mesa, o palhaço transformou-se em palhaço de pano, já que ele só aparece na fantasia do Duda. Os pais ficaram muito impressionados por Duda ter comido tudo sozinho e perguntaram-lhe como ele conseguira. Nesse momento o palhaço real pisca o olho para o Duda.

Assim que terminaram de assistir à fita de vinte minutos de duração, Gustavo foi entrevistado. Ele teve muita dificuldade em concentrar-se no diálogo. Pareceu não ter compreendido a tarefa de recontar a história. O entrevistador precisou de muito tempo para tentar fazer com que Gustavo respondesse às perguntas.

O diálogo ficou bastante confuso e em alguns momentos foi preciso que o entrevistador lembrasse a Gustavo de que eles estavam falando sobre o programa da televisão. Como Gustavo conhece o ator que faz o papel de Duda, o entrevistador usou o nome do ator para referir-se ao personagem, por acreditar que isso facilitaria a compreensão de Gustavo.

Exemplo:

Pq_2[20] - *Foi junto... fazer o quê? Fazer o quê? {junto} {fazer o quê?}*
G - *{cama} (.?.).*
Pq_2 - *Na cama. {na cama}*
G - *{?}*
Pq_2 - *Tava conversando. {conversando}.*
G - *{brincando}*
Pq_2 - *Brincando com o pai. {brincando pai}.*
G - *(.?.) {?}.*
Pq_2 - *Não, não, não, não. Vamos conversar do "Vejo Vozes". Aí tava brincando com o pai, né? (G. balança afirmativamente a cabeça). E o pai falou o que... pro garotinho?*
{Não, conversar do "Vejo Vozes". Brincando com o pai. Pai falou o quê?, pra criança}.
Pq_2 - *Pro T.. {Nome do T.(iago)*[22]*. em Libras}*
G - *(.?.) { ?}.*
Pq_2 - *Hã?*
G - *(.?.) {?}*
Pq_2 - *Pra estudar? Pra estudar? *estudar* {[estudar?]}*
G - *(.?.) {estudar lá}.*
Pq_2 - *Não!*
G - *(.?.). {não,. ?. }*
Pq_1 - *Fala que é da televisão que tu tá falando, ele já se perdeu.*

---

21. Pq = pesquisador - foram numerados para discriminá-los nos diálogos.
22. Nome do ator que representa o Duda

DESCRIÇÃO DE UM CASO

Pq_2 - *Da televisão. Da televisão. {televisão}.*
G - (.?.). {televisão}.
Pq_1 - *Já se perdeu. Tem que lembrar a ele o que que é?*
G - (.?.) {?}.
Pq_2 - *É. Mas e o programa? O programa "Vejo Vozes"? Da televisão. A história que a gente viu agora? .*
{programa, "Vejo Vozes" da televisão. A história que viu agora}

Na maior parte das vezes, Gustavo demonstra se concentrar em detalhes. Parece que não compreendeu a história, sua seqüência, e até falou sobre fatos que, na verdade, não aconteceram no vídeo, como Duda lavar as mãos antes de comer.

Pq_2 - *Olha aqui. Você viu o que que o T^{13}., o T. comeu?*
{Viu, Duda, T., comeu}
G - {comeu}.
Pq_2 - *O quê? Comeu o quê? {Comeu o quê?}*
G - {?} (.?.).
Pq_2 - *Que que é isso? Não comeu nada? {nada}*
G - {lavou as mãos}.
Pq_1 - *Lavou a mão.*
Pq_2 - *Ah, lavou a mão. {lavou as mãos}.*
G - {sujo. ?. }.
Pq_2 - *Tava suja, é, precisava. {sujo, precisava}.*
G - {?}.
Pq_2 - *Sujou. Por quê? {sujou por quê?}.*
G - {?}.
Pq_2 - *Por quê? Por que que ele, por que que ele sujou a mão? {Por que sujou e lavou a mão?}*
G - {sujo}.

Gustavo parece não conseguir travar um diálogo coeso. Ele várias vezes repete um mesmo sinal. Outro exemplo em que Gustavo se prende a detalhes é:

Pq_2 - *Agora, e me explica uma coisa: quem foi pra...*
G - {?}.

Pq_2 - *Flo, passear na floresta. {Passear na floresta?}*
G - *{Corta a árvore, ela cai}* (.?.).
Pq_2 - *Cortaram a árvore; não.* (Faz sinal negativo).
Pq_1 - *Tinha um tronco caído, que ele falou.*
G - *{árvore caiu}.*
Pq_2 - *Ah! Tinha, tinha sim. {tinha}*

Na verdade, o tronco caído não tem a menor importância para a história.

Em momento algum Gustavo contou a história, que foi a atividade proposta. Ele também não conseguiu responder objetivamente às perguntas em relação à história recém-assistida.

Pq_2 - *Lembrou. Agora, quais as pessoas que foram lá? Quem foi? {pessoas foi lá?}.*
G - *{Casa, pessoa}*
Pq_2 - *O da casa? {Casa?}*
G - *{Homem, pessoa,. ?. }.*
Pq_2 - *Não, que foram pra floresta. Que foram pra floresta. Quem? *foram* {floresta}*
G - *{floresta}*
Pq_2 - *Foi quem? Foi o pai? O pai foi? {Pai?}*
G - *{Pai,. ?. }. (.?.)*

Gustavo mostrou também que não compreendeu o fim da história. Exemplo:

Pq_2 - *Olha aqui a história. A história acabou. Como? Como? {A história acabou como?}*
G - *{história acabou}.*
Pq_2 - *O que é que aconteceu?*
G - *(dirige-se à TV e mostra como desliga). (.?.).*
Pq_2 - *Ah, desligou (.?.). Aí desligou, acabou. Mas antes de desligar, como que acabou? A historieta, a historieta. {Acabou antes} *desligar* {Como acabou a história?}*
G - *(.?.). (Apanha uma fita).*
Pq_2 - *Aqui, olha. Deixa eu te fazer uma pergunta. O que é isso?*

{O que é isso?}.
G - CL: mostra o que é e para que é.
Pq$_2$ - É uma fita?
G - CL: continua falando sobre a fita.
Pq$_1$ - pergunta se o T. comeu sozinho. (.?.).
G - CL: continua falando sobre a fita. (.?.). (aproxima-se do vídeo).
Pq$_2$ - Olha só.
Pq$_1$ - E aí, ele vai falar não, e o que que ele falou pra mãe dele?
Pq$_2$ - Não, eu não quero ver. Senta aqui. (Levanta G. e o põe sentado na cama. Olha aqui, olha. O... o T., o T. comeu sozinho? {T. comeu sozinho?}.
G - {sozinho comeu}.
Pq$_2$ - Sozinho comeu? {Sozinho comeu?}
G - {Comeu já}.
Pq$_2$ - Sozinho? {Sozinho?}.
G - (.?.).
Pq$_2$ - Verdade? Olha pra mim. O, o T., o garotinho comeu sozinho? {Verdade?} {T. criança, comeu sozinho?}
G - (Balança afirmativamente a cabeça). (.?.).
Pq$_1$ - Na televisão.
Pq$_2$ - Foi? O palhaço junto não? {O palhaço não estava junto não?}.
G - Não. (Balança negativamente a cabeça).
Pq$_2$ - Não, o palhaço não? {O palhaço não?}
G - {Diferente}.
Pq$_2$ - Diferente por quê? {Diferente por quê?}.
G - {?} (.?.).

Depois do pesquisador insistir muito, Gustavo falou que o menino e o palhaço comeram rápido e que isto é feio. Ele não compreendeu que o menino e o palhaço comeram toda a comida e que os pais ficaram espantados, já que, para eles, o palhaço não existe e, portanto, o menino teria comido tudo sozinho.

Gustavo mostrou-se bastante agitado, com dificuldade em se concentrar na atividade proposta. Essa agitação possivelmente pode ser atribuída a não compreensão da tarefa que, por sua vez, está relacionada à falta de compreensão da história assistida no vídeo. Este fato também nos leva a crer que Gustavo não domina suficientemente bem a Libras, pois, caso contrário, poderia compreender a história que foi feita para crianças em idade pré-escolar.

Com André a situação foi bem diferente. Como a entrevista com Gustavo demorou bastante, já havia uma distância de tempo em torno de vinte a trinta minutos entre o momento que André assistiu o vídeo e o momento em que recontou a história.

André ficou sentado no colo da entrevistadora; ele estava calmo. Começou a contar a história e por diversas vezes a entrevistadora o ajudou fazendo peguntas.

Exemplo:

A - Aí... é... o pai (.?.), o pai, o pai, é, levou o Duda, a mãe, lá pra perto da floresta.
Pq_1 - Ih! Que que aconteceu na floresta?
A - Aí eles foram lá).?.) e arrumaram tudo.
Pq_1 - É? Que que era tudo?
A - Era... o bolo, o suco.

André demonstrou que entendeu toda a história, inclusive o final.

Pq_1 - Mas que que o Duda falou pra mãe? Falou que o palhaço comeu?
A - Não.
Pq_1 - Que que ele falou pra mãe?
A - Falou... ele falou pra mãe que ele comeu dois pedaços de bolo, dois sucos, ele bebeu dois copos de suco.
Pq_1 - E é verdade? (A. balança negativamente a cabeça). Qual é a verdade?
A - A verdade é que ele, o palhaço comeu duas.
Pq_1 - Ah, muito bem! Você gostou da história? (A. balança afirmativamente a cabeça). Que legal! Agora vamos ver outra história.

Em outro momento, André e Gustavo assistem a um desenho animado do personagem Pluto, de Walt Disney. O desenho é mudo, não há falas.

DESCRIÇÃO DE UM CASO

– História do Pluto

O Pluto, sua namorada e os filhotes estão andando. De repente passa um homem carregando salsichas. A mãe sai para pegar comida e deixa os filhotes sob a responsabilidade do Pluto, que tenta colocá-los na casinha de cachorro. Os filhotes fazem muita bagunça, seguem uma minhoca, acabam entrando em uma casa cheia de tinta e se pintam todos, um deles bebe bebida alcoólica e fica bêbado. Depois de muito trabalho, Pluto consegue limpar os filhotes e colocá-los na casinha de cachorro. Quando a mãe retorna, Pluto está exausto e dorme.

Os dois irmãos prestaram bastante atenção na televisão, como da outra vez. Gustavo foi entrevistado logo que o programa terminou.

O resultado foi bastante parecido com o filme anterior. Gustavo demonstrou não ter compreendido a história. Praticamente, não respondeu a nenhuma pergunta em relação ao filme. Sempre que o entrevistador fazia uma pergunta, ele respondia sobre outros assuntos, utilizando Libras e classificadores. Muitos sinais, provavelmente gestos espontâneos, não foram compreendidos nem pelo entrevistador, nem pela intérprete que fez a transcrição. Assim como na outra entrevista, Gustavo ficou muito agitado.

Exemplos:

Pq_2 - (riso). Agora, aqui. É... a mãe, a mãe... aonde? Os filhos sozinhos?
{A mãe estava aonde? Os filhos sozinhos?}.
Pq_2 - A mãe foi aonde? {A mãe foi aonde?}
G - {Bebê, mãe} *nascer* (.?.).
Pq_2 - Saiu, saiu.
Pq_1 - Nasceu, tá falando que nasceu da mãe.
Pq_2 - Nasceu da mãe, nasceu da mãe. {Nasceu} *nasceu*
Pq_2 - Agora aonde que ela foi passear? Aonde?
{Aonde foi embora passear? Aonde?}
G - {. ?. água, comeu muito} (.?.).
Pq_2 - Água. Be... beber, comer. É? Quem? {Como}.
G - {tem}.
Pq_2 - Quem que comeu, que bebeu água? {Comeu, água?}.
G - {água não, café, pão}. (.?.).

Em outro momento:

> G - {jogar bola, futebol}
> Pq_2 - {Futebol}. (.?.).
> G - (.?.) {?}.
> Pq_2 - {copiar. ?. carro, greve, carro} .
> G - {carro}. (.?.).
> Pq_2 - É um carro, sim. Não, mas... você não entendeu o que eu perguntei. {Não entendeu o que eu perguntei}
> G - {?}.
> Pq_2 - Eu perguntei, pera aí. A mãe, a mãe dos cachorrinhos pequenininhos, né? Ficaram sozinhos com o pai, com o pai. Foi? Com o pai. Agora, a mãe, a mãe cadê a mãe? A mãe, cadê?
> {A mãe, filho cachorro pequeno. Ficaram sozinhos, o pai. A mãe foi embora} *aonde?*
> G - {mãe. ?. }.
> Pq_1 - Do cachorrinho, do cachorrinho. {Cachorro}.
> G - {Cachorro grande}. (.?.).
> Pq_2 - A mãe? {A mãe}.

Nessa tarefa se confirma uma dificuldade não apenas de interpretação e produção lingüística, já que na história assistida não havia diálogos. No entanto, a dificuldade de Gustavo pode ser analisada como uma conseqüência do atraso de linguagem. Bakhtin considera que a linguagem acompanha o indivíduo em todas as tarefas, sejam elas verbais ou não. A atraso de linguagem provavelmente impede Gustavo de selecionar os dados significativos da história e organizá-los formando um sentido. Não obstante a história ser muda, os conceitos e situações nela apresentadas fazem parte do nosso conhecimento de mundo, formado nas relações interpessoais, da cultura em que estamos imersos, que é adquirida pela criança nos diálogos com outras pessoas.

Portanto, o atraso de linguagem não provoca em Gustavo, e em todas as crianças, apenas uma dificuldade de comunicação, mas também uma dificuldade na constituição do pensamento, das funções mentais superiores.

André, ao contrário, conseguiu contar as histórias, porque compreendeu e memorizou com aparente facilidade os pontos relevantes.
André utiliza provavelmente a memória mediada pela linguagem. Esse tipo de memória é utilizada inclusive em atividades aparentemente não-verbais, como no vídeo do Pluto, que é mudo. André só conseguiu compreender esse vídeo graças a sua visão de mundo e à forma de generalizar específica de sua cultura.

André relatou toda a história na seqüência correta, atendo-se aos dados significativos para o desenlace do enredo. Mostrou ter compreendido bem a história e também uma boa capacidade de recontá-la.

Exemplo:

Pq_1 - *Do Pluto. Como é que foi a história do Pluto?*
A - *A do Pluto, (.?.) é que...*
Pq_1 - *Fala alto.*
A - *O Pluto e aquela cadelinha foram (.?. - o som da voz é abafado por barulho externo).*
Pq_1 - *Fala alto. Pera aí, pera aí, deixa passar o caminhão.*
A - *E sentiram o cheiro é, de salsicha.*
Pq_1 - *E aí?*
A - *Aí eles foram atrás dele, aí a cadelinha viu os cachorrinhos, chamou o Pluto pra ir ver, pra ficarem...*
Pq_1 - *Essa cadelinha é o que dos cachorrinhos?*
A - *Mãe.*
Pq_1 - *Ah, mãe dos cachorrinhos. Que que ela é do Pluto?*
A - *É; namorada, né?*
Pq_1 - *Namorada do Pluto. Tá; e aí continua, aí chamou pra ver os cachorrinhos, e aí?*
A - *Pra ficar é, tomando conta do cachorrinho. Aí foi lá buscar salsicha pros... foi lá no cach... ali, ali (.?.), aí todos os cachorros saíram, o Pluto teve que colo... o Pluto teve que colocar todos lá na casinha.*
Pq_1 - *Foi fácil?*
A - *Não, foi muito difícil.*

Pq_1 - É? (riso) Por quê?
A - Por causa que eles faziam bum, bum, bum, bum!
Pq_1 - Que que os cachorrinhos tavam fazendo?
A - Tavam querendo perseguir a minhoca.
Pq_1 - Ah, e aí? Aí o Pluto conseguiu botar eles na casinha?
A - Tsc, tsc. (Balança negativamente a cabeça).
Pq_1 - E o que aconteceu?
A - Eles saíram, perseguiram uma minhoca, entraram lá numa cabine de madeira e sujaram todo, brigaram com uma borracha de lá.
Pq_1 - Sujaram de quê?
A - De tinta.

É importante perceber que mesmo um estímulo não verbal como o vídeo mudo é compreendido de maneira bastante diferente entre uma criança que tem atraso de linguagem e outra que não sofre esse atraso.

Como diz Bakhtin, mesmo nas atividades não lingüísticas, a linguagem interior está presente, portanto, ela também é organizada verbalmente. Como Gustavo tem um atraso significativo na fala social, egocêntrica e, conseqüentemente, na fala interior, ele não teve condições de compreender os vídeos, de memorizá-los e recontá-los. Assim, a dificuldade de Gustavo não pode ser percebida apenas como uma dificuldade em memorizar e expressar o vídeo a que assistiu. A dificuldade, então, está na falta de desenvolvimento da função organizadora e planejadora da linguagem, que, por sua vez, ocorre devido à pouca estimulação da linguagem social.

Para solucionar essa dificuldade de Gustavo, que é bastante comum em crianças surdas com atraso de linguagem, é necessário que os adultos conversem antes, durante e depois sobre as atividades da criança. Esta prática é feita de forma inconsciente pelos pais de crianças ouvintes que, conversando, comentando diversos fatos importantes, levam a criança a atribuir significados às situações vividas e, conseqüentemente, a memorizá-las com mais facilidade.

No decorrer das gravações não foram feitos testes formais para avaliar a memória de Gustavo, se ele utiliza ou não signos para ajudar na memorização. Parece, no entanto, que ele ainda se prende bastante à memória visual natural, não mediada pelo menos em situações que requerem um alto nível de compreensão lingüística, que ele ainda não domina. Este fato pôde ser observado nos momentos em que Gustavo falou sobre elementos não significativos para o enredo do filme, como a árvore derrubada.

Esse resultado demonstra, mais uma vez, a distância no desenvolvimento cognitivo entre Gustavo e André, que com pequeno auxílio da entrevistadora, contou as histórias e mostrou compreender e memorizar seus fatos mais relevantes.

GENERALIZAÇÃO E ABSTRAÇÃO

A abstração e generalização são funções mentais extremamente relacionadas e dependentes da linguagem, por isto já era esperado que Gustavo apresentasse um grau de generalização restrito em comparação a seu irmão, o que de fato ocorreu. Durante toda a gravação ficou explícito que o tipo de assunto e vocabulário utilizados com e principalmente por Gustavo refere-se, quase exclusivamente, a assuntos concretos e presentes. Nos momentos em que outros assuntos, mais abstratos, foram abordados espontaneamente ou durante as entrevistas, Gustavo demonstrou bastante dificuldade de compreensão.

O momento mais marcante, que melhor reflete a dificuldade de generalização e abstração de Gustavo, é quando ele não compreende que foi um bebê. Nessa cena os pais estavam mostrando uma fita de vídeo dos meninos com um ano de idade para a pesquisadora e comentaram com Gustavo que um dos bebês era ele. Gustavo não conseguiu compreender que ele foi e não é atualmente um bebê. Ele pensou que estavam afirmando ser ele o bebê do vídeo atualmente. Os pais utilizaram vários recursos para tentar explicar que todos são bebês um dia e crescem; o pai falou sobre passado e futuro. Esses conceitos são bastante abstratos e, devido ao atraso de linguagem, são incompreensíveis por Gustavo. André compreende facilmente que já foi um bebê e domina os conceitos de passado e futuro.

Durante a entrevista dirigida, Gustavo também demonstrou grande dificuldade de generalização e abstração. Ele não conseguiu responder a quase nenhuma pergunta.

As perguntas foram feitas com o objetivo da analisar o conhecimento dos meninos. São elas:

1 - O que você faz no cinema?
2 - O que você faz na escola?
3 - Quanto custa um sorvete?
4 - Qual era o seu tamanho quando você nasceu?
5 - Em que série você está na escola?
6 - O que você vai ser quando crescer?
7 - Como se joga futebol?
8 - De onde vem a maçã?
9 - De onde vem a carne?
10 - Onde a gente compra roupa?
11 - Onde a gente compra pão?
12 - Onde está o papai?
13 - Por que você vai (não vai) a clínica?
14 - Por que a empregada não veio trabalhar hoje?

Na maior parte das vezes Gustavo não compreendeu as perguntas. Ele só respondeu corretamente às perguntas 2 e 12.

Pq$_2$ - O que que faz na escola? O que que você faz na escola?
{O que faz na escola, o que você faz na escola?}
  G - {Livro, . ? . }
Pq$_2$ - Lê livro e escreve.

Pq$_2$ - Seu pai. Onde?
{Pai, onde?}
  G - (.?.). {Trabalhando, papai}

Nas outras perguntas, Gustavo não conseguiu responder, apesar da grande insistência do entrevistador.

Pq$_2$ - Vem cá, G. Como é que se joga futebol? Como? Como?
{Como joga bola, futebol? O quê? Como?}

Pq_1 - Com a mão?
G - (.?.). {Em casa} CL: mostra que a cabeça bateu no joelho.
Pq_2 - (.?.) a cabeça bateu no joelho.
Pq_1 - Fala: joga bola com a mão...
Pq_2 - Não, eu sei...
G - (.?.). {.?.}
Pq_2 - Mas é como? É com a mão? Com a mão, futebol?
{Vou perguntar} {Como você joga bola?} Alfabeto manual: FUTE {Futebol} *Com a mão*
G - (.?.).{.?.}
Pq_2 - Você joga, joga com a mão?
Pq_1 - A bola.
G - {O juiz. ?. }.
Pq_1 - Joga bola com a mão?
G - {Machuquei}. (Começa a mexer no machucado).
Pq_2 - Ai, não deixa não!
Pq_2 - Pára, vai sair sangue! {Faz não, ruim}.
G - {.?.}. (Torna a mexer no machucado).
Pq_2 - (.?.)
G - (Afasta-se. Continua a mexer no machucado).
Pq_2 - (.?.) tem uma dispersão crônica.
[corte na fita]
(G mexe em um brinquedo. Está sentado no chão, ao lado de Pq_2).
Pq_1 - Vamos lá. Como, como se joga futebol? A bola vai com a mão...
(G, animado, mostra as peças do brinquedo a Pq_2).
Pq_2 - Futebol, futebol, joga, joga futebol. Com a mão a bola? A bola? (G abaixa a cabeça).
{Olha para mim. Joga bola. ? . , bola com a mão?}
Pq_1 - Tem que guardar o brinquedo.
Pq_2 - Com a mão? É? *Joga bola com a mão?*
G - É.
Pq_1 - Tem que guardar o brinquedo.
[corte na fita]
Pq_2 - Olha, futebol. Futebol. Com a mão. Pá, pá. Futebol. É?
{Joga bola} *Com a mão?* {Joga bola}.
Pq_1 - Com a mão ou com o pé?
G - (.?.). {.?.}

Pq_1 - *Pergunta se é mão ou com o pé.*
Pq_2 - *O goleiro segura com a mão e o jogador chuta com o pé.*
G - *Gol!*
Pq_2 - *(.?.).*
Pq_1 - *Gol! E quantos jogadores tem num time?*
Pq_2 - *Qual é o número, o número de pessoas que jogam...*
{Número de pessoas que jogam bola no futebol?}
Pq_1 - *No time.*
Pq_2 - *Que jogam futebol? Futebol, futebol. No time.*
{Futebol} Alfabeto manual: TIME.
G - *{Vermelho}.*
Pq_2 - *Vermelho? A cor é vermelha, da camisa? Tem, né, vermelho. Agora, não. As pessoas, quantas? É... vinte, vinte pessoas que jogam futebol? (G. balança afirmativamente a cabeça). Vinte? Ou cinco?*
{Cor é vermelho, da camisa? Tem vermelho. As pessoas, quantas? Vinte pessoas no futebol ou cinco?}
G - *Cinco.*
Pq_2 - *Hã?*
G - *{Seis}.*
Pq_2 - *Seis? {seis?}*
G - *(.?.). Dois. *Dois*.*

Esta tarefa confirmou a dificuldade lingüística de Gustavo. Ele conseguiu responder a perguntas extremamente relacionadas a seu cotidiano ("o que você faz na escola?" e "onde está o papai?"), às outras perguntas, que necessitam de mais conhecimento e informação, ele não conseguiu responder.

Este resultado não reflete apenas uma dificuldade comunicativa, já que o entrevistador tentou formular as perguntas de diversas maneiras e, inclusive, deu diversas pistas para facilitar as respostas, sem obter resultado satisfatório. Este resultado demonstra que a dificuldade de generalização tem como conseqüência a constituição de uma visão de mundo restrita, construída de forma não verbal.

No caso de André, quase todas as perguntas foram respondidas com facilidade e em algumas perguntas o menino complementou com diversas informações, como, por exemplo: quando foi questionado sobre seu tamanho ao nascer, ele, além de responder, contou dados interessantes e peculiares sobre a gravidez de sua mãe. André soube responder também porque a empregada havia faltado naquele dia ao trabalho (por causa da greve de ônibus). É claro que o significado atribuído por André à palavra "greve" não deve corresponder ao significado que os adultos têm, com sua visão de mundo e de relações trabalhistas. O importante é que ele já usa esse vocabulário e consegue relacionar a paralisação dos motoristas de ônibus à dificuldades de pagamento e às conseqüências que essa greve acarreta para a população e para si mesmo. André só pode fazer todas essas relações por meio da linguagem, das informações que recebe nas conversas do dia-a-dia e também pela mídia a que ele tem acesso. Para compreender por que a empregada faltou, foi necessário que ele já dominasse diversos conceitos como: meios de transportes, distância, trabalho, remuneração, insatisfação e outros. Ele conseguiu relacionar todos esses conceitos e compreender com facilidade que a empregada não faltou por vontade própria e sim porque vários outros fatores, que envolviam diversas pessoas desconhecidas, a impossibilitaram de vir. Isso demonstra que não basta conhecer os conceitos, esses devem ser inter-relacionados e aplicados na prática. De nada adianta ensinar isoladamente para a criança o que é ônibus, motorista, salário etc. A criança precisa receber essas informações na prática, nos diálogos. Só assim poderá criar um sistema conceitual hierárquico que abranja níveis de generalização abstratos e complexos, como é o caso de André.

No caso de Gustavo e de todas as crianças que sofrem atraso de linguagem, a distância entre a forma de generalizar e abstrair torna-se evidentemente diferente no decorrer do crescimento e desenvolvimento. Atualmente, não se pode dizer para Gustavo que sua empregada faltou por causa da greve, pois ele não domina conceitos bem mais simples do que esse, como demonstrou na entrevista. Gustavo não tem conhecimento sobre fatos relacionados a seu próprio dia-a-dia, como qual é a série em que ele está na escola. Não pode, portanto, conseguir compreender fatos não relacionados diretamente a ele. O atraso de linguagem provocado por falta de estimulação necessária provoca uma dificuldade de generalização, e assim cria-se um ciclo vicioso: os adultos não conversam sobre assuntos diferentes do concreto e essencial para o momento; a criança não recebe estimulação necessária e não desenvolve suas funções mentais; os adultos cada vez menos tentam conversar sobre assuntos complexos e abstratos; a criança cresce e continua não compreendendo assuntos abstratos. Sua diferença em relação a outras crianças de sua idade torna-se cada vez mais evidente.

Para evitar ou interromper esse ciclo vicioso, é necessário que a criança surda participe de numerosas conversas sobre diferentes assuntos, que se complexificam naturalmente de assuntos contextualizados, ligados diretamente à vida da criança, para assuntos descontextualizados, complexos e abstratos. Esse desenvolvimento torna-se extremamente mais fácil pela língua de sinais.

SENTIDO OU TEMA DA ENUNCIAÇÃO

Durante as gravações de conversas espontâneas, pode-se observar em alguns momentos que André já compreende e utiliza as palavras com sentidos diferentes e não tem dificuldade em compreender o sentido figurado, menos usual das palavras. Um exemplo interessante é quando ele está almoçando com a empregada e os irmãos. Como ele estava levantando-se, a empregada perguntou se havia formigas na cadeira; o menino não queria se sentar e entrou no jogo lingüístico da empregada respondendo: ai, ai, tá coçando. André compreendeu facilmente por que a empregada fez esse tipo de pergunta que aparentemente não tem nenhuma relação com a situação real, já que não havia formiga alguma no ambiente em que se encontravam, e participou do jogo lingüístico.

Outro exemplo que demonstra claramente a consciência de André com as inúmeras possibilidades de utilização das palavras é no almoço de domingo com a mãe, o primo e os irmãos, quando eles brincam de adivinhação e utilizam o tempo todo o sentido figurado como nas charadas:

M - *Eu gosto de adivinhação, como é que são aquelas adivinhações que você conta?*
E_2 - *É... o que é, o que é? É... o que... é... cai em pé e corre deitado?*

M - Ih...
A - Ah! Cai em pé e corre deitado? A chuva.
M - Não, isso é brincadeira. É a chuva, a resposta certa é a chuva. A chuva não cai em pé?
A - É, ela cai em pé e corre deitada.
M - Mas cai assim, ela vai... vai correndo pelo chão. Exatamente.

Mais adiante, brincam outra vez de adivinhação, utilizando palavras com duplo sentido.

A - Oi, ô mãe, o que é o que é o que tem língua mas não fala?
M - Que tem língua mas não fala? Ah, um (.?. - substantivo) morto.
A - Errado.
M - O quê?
A - Um tênis.
M - Um tênis? É que a lingueta não fala. O que é o que é que tem cabeça mas não pensa?
A - Um homem sem cabeça.
M - Não, então ele não tem cabeça. É o alho. Quando tem um montinho de alho assim a gente chama uma cabeça de alho.

Nesses dois momentos Gustavo estava presente, mas não participou das conversas.

Com base na construção de sistema conceitual hierárquico, da vivência cotidiana com as diferentes utilizações da linguagem, André pode compreender que os significados não estão presos aos significantes; assim, mesmo quando ele não compreende um sentido diferente atribuído a uma palavra conhecida, já tendo o conhecimento que as palavras assumem sentidos diferentes em contextos diferentes, pode facilmente incorporar esse novo sentido da palavra.

Essa noção é extremamente difícil para os surdos e só pode ser alcançada no diálogo espontâneo em língua de sinais, já que, na língua oral, a criança surda pequena não tem condições de compreender diálogos complexos.

APRENDIZAGEM E DESENVOLVIMENTO

A aprendizagem, no sentido amplo do termo, está presente durante todos os momentos da vida. A criança está em constante processo de aprendizagem e a linguagem exerce um papel fundamental nesse processo. Em todos os exemplos citados anteriormente, nas brincadeiras, entrevistas, fala egocêntrica, percebe-se que André está em um nível de desenvolvimento mais avançado. Como foi visto no Capítulo 3, seguindo as idéias de Vygotsky, o desenvolvimento é estimulado pela aprendizagem. Gustavo fica em posição de desvantagem em sua aprendizagem devido à pouca estimulação lingüística que recebe. Enquanto André recebe inúmeras informações sem que os adultos percebam que as estão passando, como durante as refeições, Gustavo deixa de recebê-las e com isso seu desenvolvimento segue rumos diferentes dos de seu irmão.

É preciso que a família da criança surda tenha consciência da necessidade de estimular essa criança. As informações que naturalmente a criança ouvinte recebe devem ser dadas também à criança surda, caso contrário, como ocorre com Gustavo, essa criança desenvolve-se de forma bastante diferente, não chegando a níveis de generalização mais abstratos e também não utilizando a língua$_b$ para pensar.

CONSIDERAÇÕES GERAIS

As idéias expostas no Capítulo 3, referentes à importância da linguagem no desenvolvimento da criança surda, confirmaram-se mediante observação prática de Gustavo e da comparação entre ele e seu irmão ouvinte, André.

A comunicação não é a única função da linguagem, ao contrário, a comunicação é o início de um processo extremamente complexo que resulta na internalização de conceitos e na constituição do indivíduo enquanto membro de uma cultura específica, já que a linguagem possibilita a formação de uma visão de mundo própria.

A pouca estimulação lingüística recebida por Gustavo, tanto em português como em Libras, em casa e na escola, causou-lhe diversas dificuldades cognitivas que, na maior parte das vezes, passam despercebidas de seus pais e profissionais que lidam com ele. Para chegar a essa conclusão não foi aplicado nenhum teste formal, já que as situações espontâneas, com a ajuda de entrevistas dirigidas que valorizam a interação e o diálogo, puderam demonstrar com maior clareza o desempenho lingüístico e cognitivo de Gustavo e André.

Parece-me que não é especificamente a mistura entre as línguas a causadora desse atraso de linguagem e sim a falta de consciência, por parte dos adultos que convivem com Gustavo, da importância de esclarecer todas as situações das quais ele participa. Os momentos de refeições com a família e no piquenique da escola marcam essa falta de consciência. Se os interlocutores dominassem perfeitamente a Libras, a situação seria resolvida de forma mais fácil e eficaz. Até na situação da mãe que conhece somente um pouco dessa língua, a estimulação de Gustavo poderia ser bem maior. Mesmo que o menino não compreendesse todo o conteúdo do que foi dito no almoço, se a conversa também o englobasse, com certeza ela poderia compreender parte do que foi dito. A mesma coisa serve para a escola e para todos os interlocutores de Gustavo. A soma desses momentos dos quais o menino participa fisicamente, mas não recebe informações lingüísticas acerca do que ocorre, promove o atraso de linguagem, acarretando todas as dificuldades apontadas nas áreas da generalização e abstração, memória, atenção, aprendizagem e desenvolvimento.

Conclusão

Nas escolas primárias é ensinado que o homem diferencia-se dos outros animais por dominar a linguagem e por falar. A linguagem possibilita que a cada nova geração surjam novas descobertas, invenções e idéias, não precisando o homem inventar a roda e descobrir o fogo a cada geração. Os animais, ao contrário, quando morrem levam consigo praticamente tudo o que aprenderam, e seus filhotes começam a aprender do zero, utilizando, na maioria das vezes, apenas reflexos e instintos. Os animais de diferentes gerações não costumam apresentar características muito diferentes entre si.

Nós, humanos, a cada século consideramos fáceis, óbvias, às vezes engraçadas e esdrúxulas as idéias e descobertas dos séculos anteriores. Hoje, costumamos dizer que as crianças já nascem inteligentes, sabem tudo. A mídia faz piadas como na propaganda do *software* Windows 95: "É tão fácil que até um adulto pode usar." Essa facilidade apresentada pelas crianças pode ser explicada pelo fato de elas receberem dos mais velhos todas as informações e os instrumentos necessários para avançarem mais, para irem adiante, sempre recebendo e retribuindo com mais conhecimento para a sociedade.

Cada comunidade guarda em sua língua$_b$ a memória, o passado. A língua$_b$ é um bem tão importante de um povo, e para cada indivíduo, que existe sempre enorme resistência quando por algum motivo, como nas guerras e nas tomadas de território, um povo é obrigado a mudar de língua. Se um povo muda de língua ele deixa de ser ele mesmo, já que sofre diversas transformações culturais. Seu passado corre o risco de desaparecer, suas crenças e costumes modificam-se.

A CRIANÇA SURDA

Como foi visto, nos autores citados no decorrer deste livro, os signos e a linguagem determinam e orientam o pensamento, e, ainda mais, possibilitam a formação da própria consciência.

Os surdos e suas comunidades, como os povos dominados, foram proibidos de utilizar suas línguas, de contarem suas piadas, de dividirem suas idéias. No lugar dessa língua proibida lhe ofereceram outra, extremamente importante para seu convívio com a sociedade em geral, mas também extremamente difícil de ser aprendida e praticamente impossível de ser adquirida por meio do diálogo, de forma espontânea.

A história nos mostrou que essa proibição trouxe mais dificuldades para os surdos, sobretudo na escolarização e na socialização, pois desde a proibição do uso das línguas de sinais houve uma queda brusca no nível de escolarização e na qualidade de emprego dos surdos em todo o mundo. A história dos surdos comprova as idéias de Vygotsky e Bakhtin quanto à importância da linguagem no desenvolvimento do pensamento e da consciência – mostrando também que sua aquisição pela criança que deve ocorrer por intermédio de diálogos, conversações –, já que sem uma língua$_b$ de fácil acesso, os surdos não conseguiram participar ativamente da sociedade.

Em relação às três filosofias educacionais para surdos, pode-se concluir que o Oralismo, ao considerar a oralização sua meta principal e ao não valorizar realmente o diálogo espontâneo e contextualizado, na única língua em que ele é possível para a criança surda, a língua de sinais provoca diversos danos ao desenvolvimento lingüístico e cognitivo dessa criança, já que o desenvolvimento cognitivo é determinado pela aquisição da linguagem, que deve ocorrer mediante o diálogo contextualizado.

O Oralismo, então, mesmo atingindo sua meta principal, a oralização, não consegue evitar danos no desenvolvimento da criança surda.

A Comunicação Total, embora não centre seus esforços apenas no Oralização, valorizando a comunicação e não a língua$_s$, também não pode suprir todas as necessidades da criança surda, pois não lhe oferece uma língua$_b$ de fácil acesso, a língua de sinais, que possa servir como ferramenta do pensamento. Em vez disso, estimula a

CONCLUSÃO

criação de códigos e línguas artificiais independentes do meio socioeconômico e cultural.

O bilingüismo é a melhor opção educacional para a criança surda, pois a expõe a uma língua$_b$ de fácil acesso, a língua de sinais, que pode evitar o atraso de linguagem e possibilitar pleno desenvolvimento cognitivo, além de expor a criança à língua oral, que é essencial para seu convívio com a comunidade ouvinte e com sua própria família.

A educação baseada no bilingüismo parte do diálogo, da conversação, como ocorre com crianças ouvintes, possibilitando a internalização da linguagem e o desenvolvimento das funções mentais superiores.

Hoje, no Brasil e especificamente no Rio de Janeiro, talvez estejamos passando por um período de transição entre as idéias oralistas e a liberdade de utilização da Libras. O bilingüismo, sendo bem utilizado, ou seja, expondo a criança surda à comunidade que utiliza a Libras e possibilitando a aquisição dessa língua por meio diálogos, somada à estimulação sistemática dos resíduos auditivos e da língua oral, pode oferecer iguais condições de aprendizagem e desenvolvimento para crianças surdas em comparação com as ouvintes.

A relação entre pais ouvintes e filhos surdos ainda é um ponto difícil, pois a criança surda pequena não tem condições de adquirir a língua e cultura de seus pais espontaneamente, como as crianças ouvintes. No entanto, como foi dito no decorrer do livro, a educação bilíngüe e bicultural é a que mais propicia condições de proximidade entre as crianças surdas e seus pais ouvintes.

A análise das interações de Gustavo e sua família confirmou a necessidade de uma boa estimulação lingüística, com interações dialógicas, para o desenvolvimento cognitivo. A dificuldade comunicativa de Gustavo provocou uma série de conseqüências no seu comportamento e na esfera cognitiva, como nas brincadeiras, capacidade de abstração e outras.

Embora a pesquisa empírica tenha-se restringido a um caso, ele não deve ser percebido como isolado. Ao contrário, Gustavo pode ser considerado uma criança surda privilegiada por pertencer à classe média do Rio de Janeiro, receber tratamento fonoaudiológico de qualidade, ter uma família esclarecida que permite e estimula o uso da Libras e também por estudar em uma boa escola particular. Mesmo com todos esses fatores positivos, pôde-se perceber que ainda existem barreiras comunicativas entre Gustavo e sua família, colegas e professores.

Ampliando então o exemplo de Gustavo para a maioria das crianças surdas brasileiras, percebe-se a necessidade de grandes mudanças, de uma visão mais global acerca dessa criança e de seu desenvolvimento, por parte dos profissionais, que inclui sua família e o(s) meio(s) social(is) no(s) qual(is) ela está inserida. Outra mudança de extrema importância que deve ocorrer com urgência é a estimulação e divulgação da Libras por toda a sociedade por meio da mídia (como a televisão) e da abertura de escolas e centros de terapia que utilizem essa língua, para que crianças surdas possam desde bem pequenas, de preferência desde meses de idade, quando a surdez for diagnosticada, ter um contato natural e espontâneo com a Libras, evitando, assim, o atraso de linguagem e todas as conseqüências irreversíveis que isso provoca.

A pesquisa parece mostrar como as relações interpessoais vividas pela criança surda e no ambiente social no qual ela está inserida, bem como as línguas por ela utilizadas, exercem influência determinante em todas as áreas de seu desenvolvimento. Essa compreensão é essencial para uma nova visão acerca da surdez e da criança surda que valoriza as relações comunicativas e as interações, em detrimento da língua. A educação da criança surda deve partir da comunicação e não, como faz a filosofia oralista, considerar a comunicação como o objetivo final do tratamento dado à criança surda.

Os profissionais e pais das crianças surdas devem ter consciência das conseqüências que a surdez provoca, ou seja, dificuldade comunicativa e de desenvolvimento das funções mentais como a abstração, memória, generalização, atenção, dedução, entre outras. Assim, devem estar sempre atentos para a necessidade de conversar e de informar a criança surda. Aquilo que a criança ouvinte pode aprender informalmente, ouvindo os pais conversando, assistindo à televisão ou por intermédio de outros informantes, a criança surda deve aprender pelo diálogo direto ou observando outras pessoas conversando em Libras.

CONCLUSÃO

Os pais e profissionais devem sempre informar a criança sobre os eventos que ela participa, as situações vividas, lembrar de fatos ocorridos e também falar sobre assuntos referentes ao futuro. Não basta que a criança surda aprenda a língua de sinais na escola ou na clínica de reabilitação. Essa língua$_b$ deve estar sempre presente, e, como para as crianças ouvintes, os assuntos abordados devem ser cada vez mais complexos e abstratos.

Os exemplos da falta de participação de Gustavo nas conversas durante as refeições, tanto no passeio da escola quanto em casa, mostram claramente os prejuízos que as crianças surdas sofrem, se comparados às crianças ouvintes. Cada família que tem um filho surdo deve estimulá-lo ao máximo a participar de todos os momentos interativos possíveis. Os profissionais têm a obrigação de dar orientação adequada aos pais, pois apenas o oferecimento da estimulação em Libras e em português na clínica e/ou escola, não supre todas as necessidades da criança surda.

É fundamental que a família, recebendo apoio dos profissionais e de preferência também da comunidade surda, empenhe-se em aprender a Libras. A família deve entender que seu filho necessita, a todo momento, estar dialogando, recebendo informações e carinho para poder desenvolver-se de forma satisfatória. A participação da comunidade surda é um ponto essencial na real implantação do bilingüismo. Sem a presença dessa comunidade não se pode falar em aquisição natural e espontânea da Libras. Assim, conclui-se que, para a criança surda receber o melhor atendimento possível, ela precisa ser atendida por profissionais bem formados, estar em contato constante com a comunidade surda e estabelecer contato lingüístico permanente com seus pais.

A mudança de perspectiva em relação às crianças surdas, por parte dos profissionais e também da comunidade, é essencial para que elas, agindo e interagindo, possam receber toda a herança cultural das gerações anteriores e produzirem, em conjunto com a sociedade, conhecimentos que influenciarão as próximas gerações.

REFERÊNCIAS BIBLIOGRÁFICAS

ARNALD, P. Vygotsky and the education oh the deaf child. *British Association of Teachers of the Deaf*, 9, 2, 29-30, 1995.
BAKHTIN, M. *Marxismo e Filosofia da Linguagem*. São Paulo: Hucitec, 1990.
BRITO, L. F. *Integração Social e Educação de Surdos*. Rio de Janeiro: Babel, 1993.
CICCONE, M. *Comunicação Total: Introdução, Estratégia, a Pessoa Surda*. Rio de Janeiro: Cultura Médica, 1990.
COUTO, A. *Como Posso Falar. Aprendizagem da Língua Portuguesa pelo Deficiente Auditivo*. Rio de Janeiro: Aula, 1991.
_____. *O Deficiente auditivo de 0 a 6 anos*. Rio de Janeiro: Skórpios, s/d.
_____. et al. *Como Compreender o Deficiente Auditivo*. Rio de Janeiro: Rotary Club, 1985.
FELIPE, T. A. Bilingüismo e Surdez. *Trabalhos em Lingüística Aplicada*, 14: pp. 101-112, 1989.
FERNANDES, E. *Problemas Lingüísticos e Cognitivos do Surdo*. Rio de Janeiro: Agir, 1990.
_____. *Estudo sobre Desenvolvimento Lingüístico e Cognição*. Relatório de pesquisa. CNPq, Rio de Janeiro, 1992.
_____. Palestra apresentada no II Congresso Latino-Americano de Bilingüismo para Surdos. Rio de Janeiro, 1993.
_____. Bilingüismo e Educação. *Revista Espaço*, ano III, nº 4, INES. Rio de Janeiro, 1994.
FREITAS, M. T. A. *O Pensamento de Vygotsky e Bakhtin no Brasil*. Campinas: Papirus, 1994.

REFERÊNCIAS BIBLIOGRÁFICAS

_____. *Vygotsky e Bakhtin. Psicologia e Educação: um Intertexto.* São Paulo: Ática, 1994.

GOLDFELD, M. *O desenvolvimento da criança surda sob o enfoque sóciointeracionista.* Dissertação de Mestrado. Departamento de Psicologia da PUC-RJ, 1996.

KELMAN, C. A. *Sons e gestos do pensamento: um estudo sobre a linguagem egocêntrica na criança surda.* Dissertação de Mestrado em Educação, UERJ, 1995.

KYLE, J. G. & WOLL, B. O desenvolvimento da comunicação de crianças surdas com a linguagem dos sinais. *Anais Nestlé.* vol. 50: pp. 1-12, 1995.

LEAL, D. B., PLAMEIRO, M.T. & FERNANDEZ, S. M. A integração do deficiente auditivo. In: *Como compreender o deficiente auditivo.* Rio de Janeiro: Rotary Club, 1985.

LEONTIEV, A. N. Uma contribuição à teoria do desenvolvimento da psique infantil. Em Vygotsky, L.; Luria, A.; e Leontiev, A. *Linguagem, desenvolvimento e aprendizagem.* São Paulo: Cultrix, 1988.

_____. Os princípios psicológicos da brincadeira pré-escolar. Em Vygotsky, L.; Luria, A.; e Leontiev, A. *Linguagem, Desenvolvimento e Aprendizagem.* São Paulo: Cultrix, 1988.

LURIA, A. *Pensamento e linguagem, as últimas conferências de Luria.* Porto Alegre: Artes Médicas, 1987.

_____. *Desenvolvimento Cognitivo.* São Paulo: Ícone, 1990.

NOGUEIRA, M. M. A. *Escola – Espaço de diferenças. Estudo de caso da interação professor ouvinte e pré-escolares surdos em duas alternativas metodológicas.* Dissertação de Mestrado, UFRJ, Faculdade de Educação. Rio de Janeiro, 1994.

PEREIRA, M. C. C. *Interação e construção do sistema gestual em crianças deficientes auditivas, filhas de pais ouvintes.* Tese de Doutoramento. Unicamp, 1989.

_____. Ontogênese da comunicação gestual em crianças deficientes auditivas, filhas de pais ouvintes. Em *Revista Língua de Sinais e Educação do Surdo.* Série neuropsicologia, vol. 3: pp. 56-66, 1993.

PONCE, L. *A Língua Portuguesa e o Deficiente Auditivo.* Rio de Janeiro: Gráfica Portinho Cavalcante, S/D.

RAMOS, C. R. *Língua de sinais e literatura: uma proposta de trabalho de tradução cultural*. Dissertação de Mestrado em Semiologia. Rio de Janeiro, UFRJ, 1995.

RAMOS, C. R. & GOLDFELD, M. Vendo Vozes: Os passos dados na direção da realização de um programa para crianças surdas. *Revista GELES*, nº 6, ano 5. Rio de Janeiro: Babel, 1992.

REIS, V. P. F. *A criança surda e seu mundo: o estado-da-arte, as políticas e as intervenções necessárias*. Dissertação de Mestrado. UFES, 1992.

ROCHA-COUTINHO, M. L. Algumas considerações a respeito do uso da língua de sinais pelos deficientes auditivos. *Trabalhos em Lingüística Aplicada, nº 8*. Campinas, 1986.

SACKS, O. *Vendo Vozes: Uma Jornada pelo Mundo dos Surdos*. Rio de Janeiro: Imago, 1989.

SANCHES, C. Vida para os surdos. *Revista Nova Escola, Setembro*. Rio de Janeiro: Abril, 1993.

SAUSSURE, F. *Curso de Lingüística Geral*. São Paulo: Cultrix, 1991.

VYGOTSKY, L. S. *A Formação Social da Mente*. São Paulo: Martins Fontes, 1989a.

_____. *Pensamento e Linguagem*. São Paulo: Martins Fontes, 1989b.

_____. *Fundamentos de Defectologia*. Obras completas, tomo 5. Habana: Pueblo Y Educación, 1989c.

_____. The Collected works of L. S. Vygotsky. Volume 2. *The Fundamental of Defctology*. Nova York e Londres: Plenum, 1993.

VYGOTSKY, L. S., LURIA, A. R. & LEONTIEV, A. *Linguagem, Desenvolvimento e Aprendizagem*. São Paulo: Ícone, 1988.

YAGUELLO, M. Introdução em *Marxismo e Filosofia da linguagem*. São Paulo: Hucitec. (1990).

ZAITSEVA, G. L. S. Vygotsky and Studies of sign language in Sovietic psycholinguistics. In: Prillwitz S. & Vollhaber. (Eds.). *Sign Languages Research and Application*. Hamburg: Signum, 1992.

Glossário

ASL (American Sign Language): língua de sinais americana.
Bilingüismo ou filosofia bilíngüe: filosofia educacional para surdos.
Classificadores: elemento da língua de sinais que possui duas funções: substituir nomes cujos referentes apresentam função e forma similares, com o objetivo de atribuir mais coesão ao texto por meio da co-referência e também como um tipo de adjetivo, para designar formas e tamanhos.
Comunicação total: filosofia educacional para surdos.
Fala: produção da linguagem pelo falante nos momentos de diálogo social e interior, pode utilizar tanto o canal auditivo-oral, quanto o viso-manual.
Libras: língua brasileira de sinais.
Língua$_b$: sistema semiótico criado e produzido no contexto social e dialógico, servindo como elo entre psiquismo e ideologia.
Língua$_s$: sistema de regras abstratas composto por elementos significativos inter-relacionados.
Linguagem: códigos que envolvem significação, não precisando necessariamente abranger uma língua.
Línguas de sinais: línguas naturais, que utilizam o canal viso-manual, criadas por comunidades surdas por gerações. Essas línguas, sendo diferentes em cada comunidade, têm estruturas gramaticais próprias, independentes das línguas orais dos países em que são utilizadas. As línguas de sinais possuem todas as características das línguas orais, como a polissemia, possibilidade de utilização de metáforas, piadas, jogos de linguagem etc.

Línguas orais: termo utilizado para definir línguas que possuem as modalidades auditiva-oral e escrita, como português, inglês etc. e também línguas que possuem apenas a modalidade auditiva-oral, como algumas línguas indígenas.
Oralismo (filosofia oralista): filosofia educacional para surdos.
Oralização: utilização do sistema fonador para expressar a língua.
Pidgin: simplificação da gramática de duas línguas em contato.
Signo: elemento da língua marcado pela história e cultura de seus falantes, possui inúmeras possibilidades de sentidos, que são criados no momento da interação –, dependendo do contexto e dos falantes que o utilizam.
Sinal: elemento léxico das línguas de sinais.
Sinalização: fala produzida por meio do canal viso-manual.

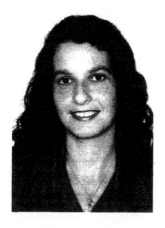

Márcia Goldfeld, nascida no Rio de Janeiro, é fonoaudióloga graduada pela Universidade Estácio de Sá, especialista em Lingüística Aplicada pela Universidade Estadual do Rio de Janeiro, mestre em Psicologia Clínica pela PUC-Rio e doutora em Distúrbios da Comunicação Humana pela Unifesp.

Atualmente tem o cargo de professor-adjunto do Curso de Fonoaudiologia da UFRJ, além de ser a coordenadora do Ambulatório de Surdez deste curso.

Já trabalhou em Postos de Saúde com crianças surdas, e participou da equipe de criação e consultoria em Fonoaudiologia na TV Educativa, programa Vejo Vozes, para crianças surdas.

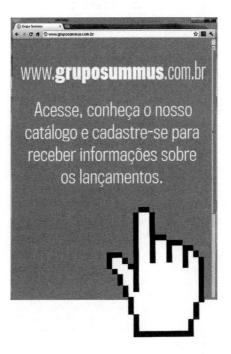

www.gruposummus.com.br

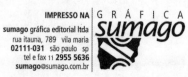

IMPRESSO NA
sumago gráfica editorial ltda
rua itauna, 789 vila maria
02111-031 são paulo sp
tel e fax 11 **2955 5636**
sumago@sumago.com.br